听科学家讲我们身边的科技

病毒与人类世界的时空风暴

刘 欢 著

百万市民学科学——“江城科普读库”资助出版图书

科 学 出 版 社
北 京

内容简介

“人类的历史即是疾病的历史”。回顾历史，病毒以超乎想象的方式影响了人类文明的进程，并给人类社会造成巨大损失。本书跨越历史的长河，镌科学内涵，赋生动表述，深入浅出、严谨形象地介绍了病毒对人类社会造成的巨大影响，探寻了病毒的起源和传播，揭开了病毒的神秘面纱。通过讲述用疫苗等科学防疫手段攻克天花和狂犬病的过程，展示了科学技术战胜疾病的伟大力量，并淋漓尽致地展现了科学家在追求真理过程中实事求是的科学精神。

本书不仅普及了病毒与人类健康的科学知识，还着重展示了科学精神和爱国情怀，让公众，特别是青少年，在汲取科学知识，提高科学素养的同时，开启对科学的思考，培养对科学的兴趣，鼓励他们积极投身中国科学事业，迎接未来科学革命的新挑战。

图书在版编目(CIP)数据

病毒与人类世界的时空风暴/刘欢著. —北京：科学出版社，2016.8

(听科学家讲我们身边的科技)

ISBN 978-7-03-049390-3

Ⅰ.①病…　Ⅱ.①刘…　Ⅲ.①病毒—普及读物　②疫苗—普及读物

Ⅳ.①Q939.4-49　②R979.9-49

中国版本图书馆 CIP 数据核字(2016)第 162867 号

责任编辑：张颖兵　陈逗逗/责任校对：王　莹　张　晗

责任印制：彭　超/装帧设计：苏　波

插图绘制：达美设计　伯　马

科学出版社 出版

北京东黄城根北街 16 号

邮政编码：100717

http://www.sciencep.com

武汉首壹印务有限公司印刷

科学出版社发行　各地新华书店经销

*

开本：B5(720×1000)

2016 年 8 月第　一　版　印张：14

2018 年 5 月第二次印刷　字数：143 000

定价：35.00 元

(如有印装质量问题，我社负责调换)

前言

从史前的美索不达米亚（Mesopotamia）地区到技术变革日新月异的现代社会；从原始的非洲丛林到远古的西伯利亚高原，再到如今的高楼林立和钢铁洪流，总有一种看不见的神秘生物，与人类如影随形。长久以来，它在人类的历史中扮演着自己独特的角色，偶尔以瘟疫的姿态出现，横扫数个城市；偶尔低调地潜伏在历史的阴影中，在王朝覆灭的大事件里充当难以察觉的“幕后黑手”。它以超乎想象的方式影响了人类社会的方方面面，并以难以置信的魔力干预人类文明的进程。

这种神秘生物，就是病毒。

本书纵横历史，介绍了病毒从古代到现代对人类社会造成的巨大影响，探寻了病毒起源和传播，揭开了病毒的神秘面纱。人类通过疫苗等科学防疫手段攻克天花和狂犬病，展示了科学技术战胜疾病的伟大力量。现实中，通过一代代科学家艰苦卓绝的探索发现，人类已进入基因克隆时代，实现了科学技术的飞跃发展。

本书共分 5 部分，第 1 部分“深影 · 达摩克利斯之剑”由第一至第六章组成。

第一章以“9 · 11 事件”和“炭疽袭击事件”为例，生动地向读者介绍了人类生存的无形威胁来自于微生物，以及新发再发传染病、生物技术滥用及生物恐怖等，已成为新时期各国面临的重大挑战。

第二至第四章还原了典型的埃博拉出血热、中东呼吸综合征和马尔堡出血热等几种传播速度快、流行范围广、发病率和死亡率高的烈性病毒性传染病。主要围绕前两种疫病，介绍了这几种病毒的起源、发现史、危害和传播等。阐述烈性传染病是威胁人类生命的最可怕、最不可控制的灾难之一，给整个社会带来了严重影响，甚至多次导致世界政治格局的改变。

第五章介绍了“世纪瘟疫”艾滋病和“候鸟带来的威胁”H7N9 流感。近 30 年来，这些新发病毒引起的传染病汹涌地冲击着人们的生活，成为世界各国需共同面对的公共卫生问题。

第六章带领读者踏上西伯利亚已形成 3 万年之久的永久冻土，那里新发现了目前世界上最大的病毒。远古病毒重现人间，其存在的太多未知，也许似“潘多拉魔盒”，又是一个给人类招致灾难和瘟疫的源头。

第 2 部分“微空 · 特洛伊木马”由第七至第十章组成。

第七章揭示了生命的本质。生命活动的基本单位是细胞，生命活动的物质基础是蛋白质和核酸。这一章详述了它们三者的发现史、特征和功能，并以此为基础，引导揭示没有细胞的生命体——病毒。

第八至第十章探寻了病毒世界的奥秘，包括病毒的生命特点、功能特征和发现之谜等，普及了病毒的基本科学知识。从细胞的生命历程着手，科普介绍病毒的生活。病毒是微生物中最小的生命实体，且种类繁多，因没有细胞结构而必须严格寄生于细胞，因此各种生物的细胞便成为病毒的“家”。病毒的发现史也展现了人类科技辉煌的进程和不屈不挠的精神。

第 3 部分“辰星 · 奥林匹斯众神之天火”由第十一至第十七章组成。

第十一至第十二章介绍了早在万年前就蛰伏在地球上的天花病毒，包括这种致命痘病毒的特征、传播机制，以及几千年来，天花肆虐地球对人类文明、历史和世界发展带来的深远影响。

第十三至第十五章讲述了攻克天花的“人类救星”——牛痘接种法发明者英国医生琴纳的科学经典。18 世纪，琴纳响应时代召唤，通过长时间的认真调查和不断的实验，发现了感染牛痘后不患天花的奥秘，研制出了天花疫苗。真理可以经受住实践的考验，时间也将给予科学最公正的裁决。琴纳挽救了无数人的生命，被誉为“伟大的科学发明家与生命拯救者”。

第十六至第十七章通过介绍人们 10 年接力，艰苦进行牛痘接种技术传播的事迹，宣扬了人类努力攻克疫病的坚韧精神，还介绍了牛痘传至中国的过程并普及了中国古代种痘术的智慧所在。从 18 世纪的医生琴纳到欧洲种痘术传播者，从中国古代医者到现代的世界卫生组织，人类不断地与天花进行抗争，并最终靠智慧、科学和坚持，成功地征服了病魔，书写了人类历史灿烂光辉的一幕。

第 4 部分“激浪・雅典娜之盾”由第十八至第二十三章组成。

第十八至第十九章介绍了一种古老而神秘的恐水症——狂犬病，及其在历史进程中对人类造成的危害。目前，全球约有 100 多个国家和地区遭到狂犬病的侵袭，共有 25 亿人受到影响。这两章科学生动地阐述该疾病的“罪魁祸首”狂犬病病毒的特征、临床致病和预防治疗现状。

第二十至第二十一章通过一个生命的奇迹，讲述了 19 世纪法国著名科学家巴斯德的经典巅峰之作——狂犬病疫苗的研制背景和过程。巴斯德在其 30 多岁时就凭借着诸多科技成就誉满全球。在科研过程中,他有了宿主注射减毒微生物后会产生抵抗力的惊人发现,并以此研制出了鸡霍乱疫苗和炭疽疫苗;拯救人类于病痛之中的理想使他脚步不曾停止,投身于狂犬病疫苗的研制中并最终成功。从此人类不再畏惧“死亡之灵”。

第二十二章为读者生动地展示了巴斯德这位“科学王国最完美无缺的人”,包括他的生平以及对人类的卓越贡献,如提出细菌致病学说、发现弱毒免疫法、研制多种疾病疫苗等。巴斯德的研究为工业微生物学和医学微生物学奠定了基础,从而被后人尊称为“微生物学之父”。

第二十三章以巴斯德“科学虽没有国界,但科学家却有自己的祖国”这句名言和他的爱国行为,体现了高尚的爱国情怀。他的爱国思想与科学贡献一样,激励着一代又一代人继承和发扬他的精神,继续开创追寻真理的伟大事业。

第 5 部分“绿洲 · 潘多拉魔盒的希望”由第二十四至第二十六章组成。

第二十四章探索了从古远夏商一直延续至今的,神州大地灿烂文化中的一颗璀璨明珠——中医。中国古代张仲景、华佗等名医的贡献和成就中亦包含着免疫学思想的萌芽和实践。这些实践媲美于西方“免疫”最早出现的古希腊时代。

第二十五章展示了在科学史上,人类不断认识免疫及免疫系统的过程,以及在这一过程取得的光辉成绩。同时,还介绍了免疫学与诺贝尔奖的百年渊源。

第二十六章介绍了“人类基因组计划”时代,现代科学技术给疫苗研究带来的新变革。以中国第一代血源性乙肝疫苗为例,展现了科技创新进步的不朽旋律。

当第一个生命物质开始在海洋游弋，当远古大陆的第一粒种子无声萌芽，当人类第一次突然从显微镜中看到微观世界中另一个“自我”……生命进化的脚步永不停歇，人类探索生命本源的实践也从未停止。现代科技发展到人类取代造物主合成生命时，我们开始低下头来，探索微观世界里最基本的生命物质，发现历史浩瀚长河中的精彩瞬间，对自然和科学的发展想必有些思考罢。

本书能够得以顺利付梓，离不开许多人的辛劳与支持。感谢中国科学院科学传播局、武汉分院、武汉病毒研究所和武汉科学普及研究会的亲切关怀和支持，感谢老师、朋友、家人的倾情关心和帮助，以及亲爱的小白。

目录

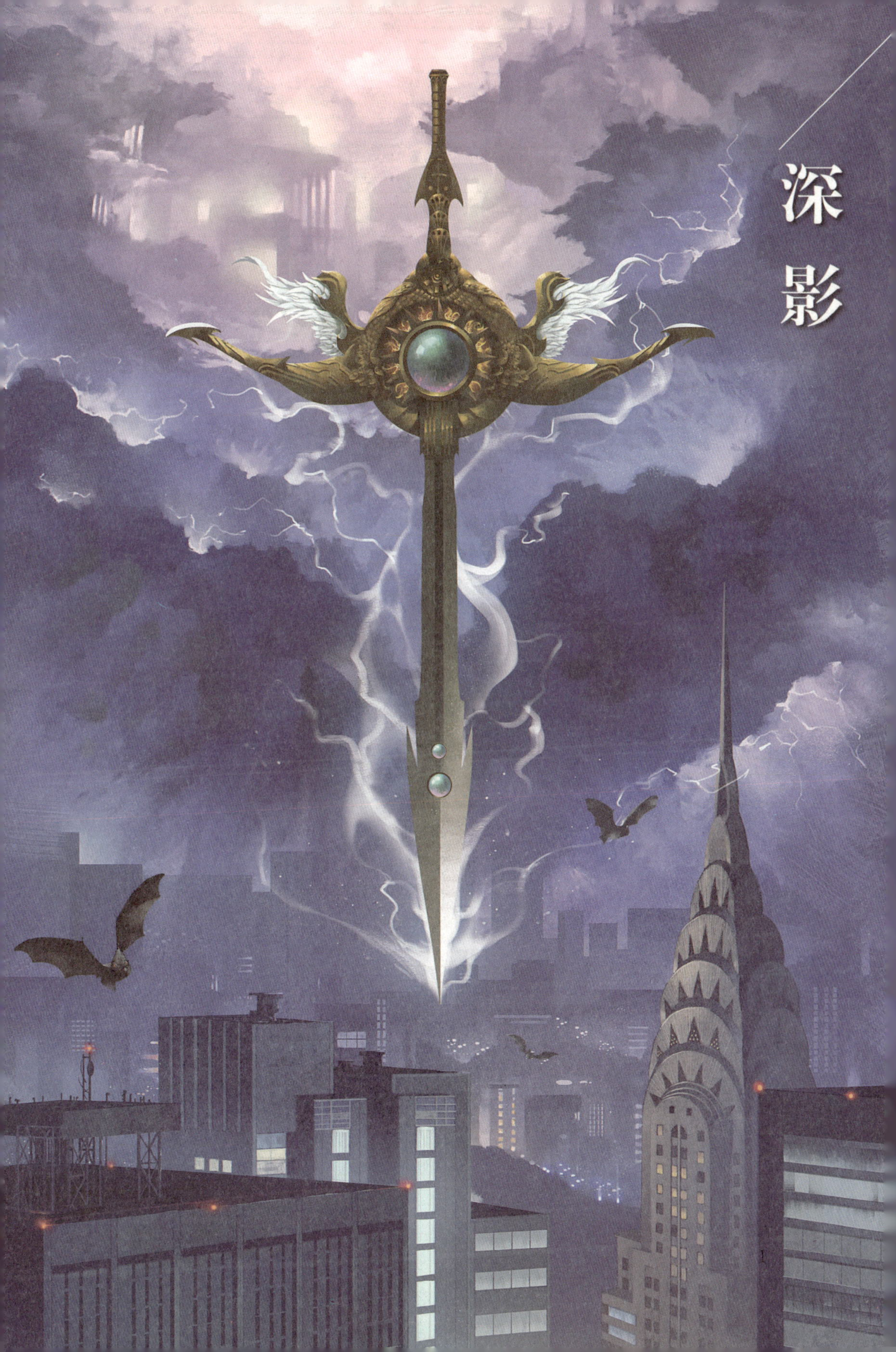
深影

深影 ·达摩克利斯之剑

“达摩克利斯非常享受作为国王的感觉，他抬头突然发现王位上方仅用一根马鬃悬挂着的利剑。”

——新发和烈性传染病等非传统生物安全威胁，是新形势下全人类共同面临的重大挑战。

第一章
宇宙微尘的暴风骤雨

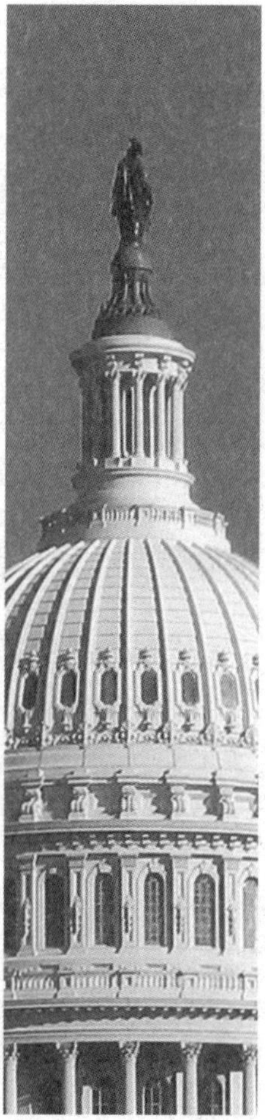

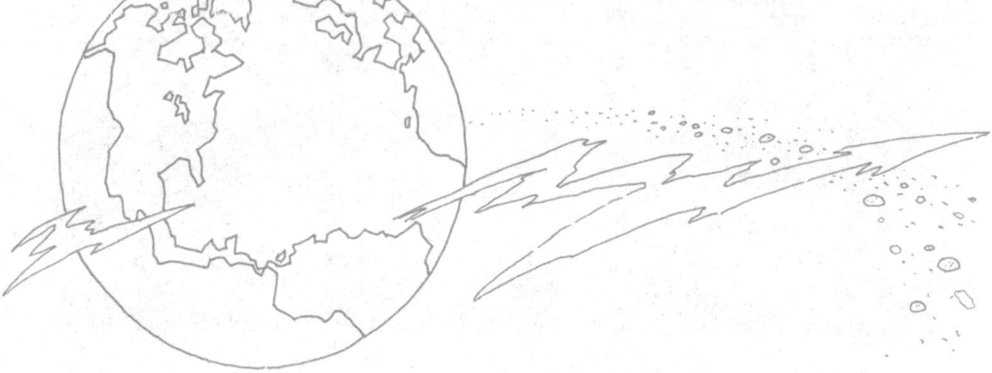

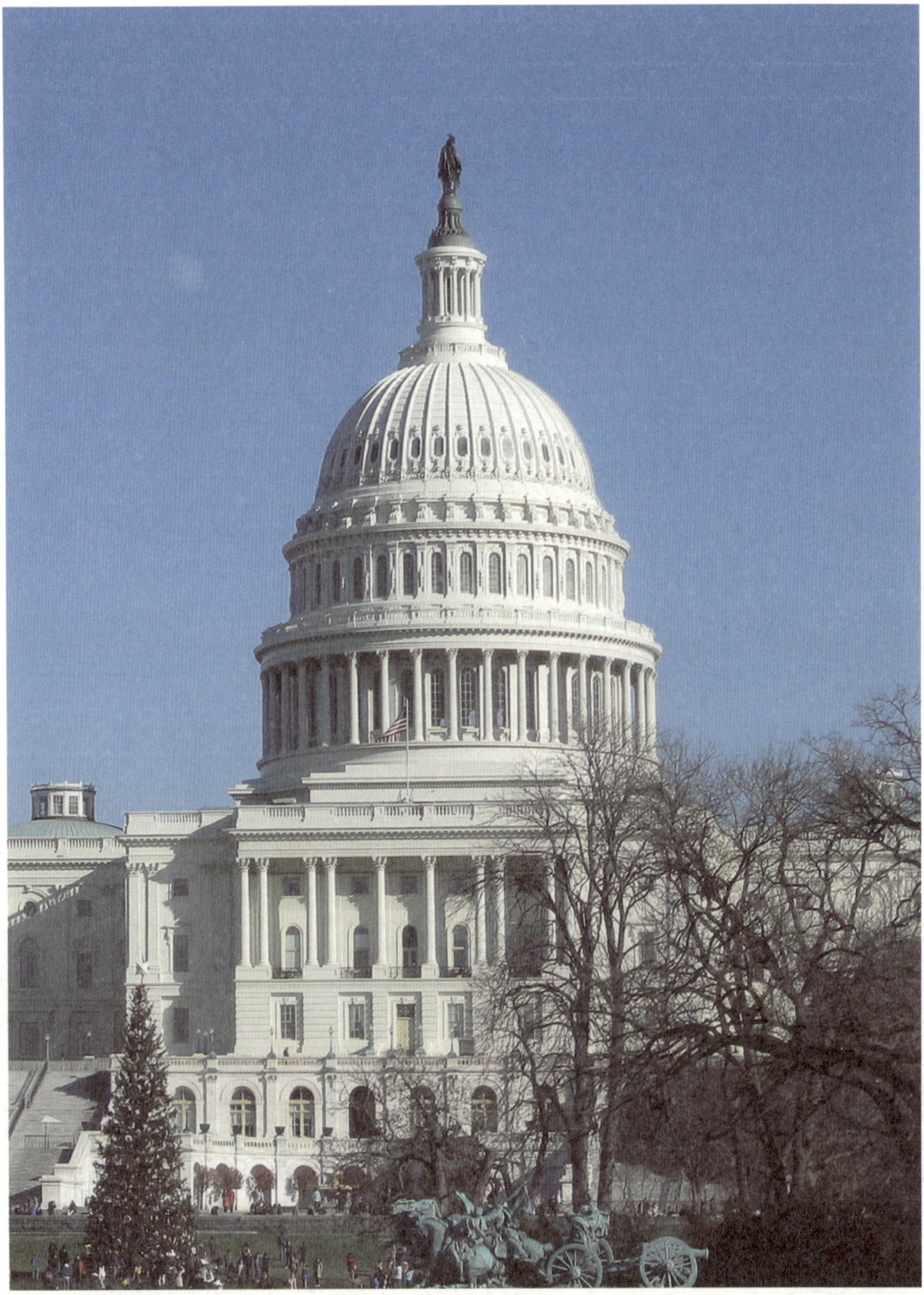

2014 年 11 月 3 日，美国（The United States of America）纽约（New York）的新世贸中心（World Trade Center）在原址建设竣工，劫后重生。尽管世贸中心的废墟和五角大楼上空的烟尘已经消散，但是十余年前发生于纽约和华盛顿的那场恐怖袭击事件至今仍令无数美国人心有余悸。

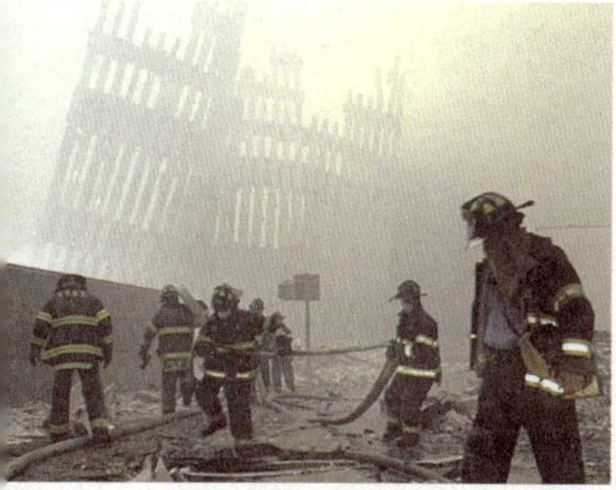

2001 年 9 月 11 日，消防员在世贸废墟上搜救

2001 年 9 月 11 日上午，数名劫机者劫持了 4 架美国民航客机，其中两架客机撞击位于纽约曼哈顿（Manhattan）的世贸中心双子楼，这两幢摩天大楼随后起火并最终相继坍塌；另有一架飞机由劫机者驾驶撞毁了华盛顿（Washington）美国国防部所在地五角大楼的一角；而第四架遭到劫持的、原计划袭击美国国会大厦（The US Capitol）或白宫（The White House）的飞机在宾夕法尼亚州坠毁。

这就是震惊世界的“9 · 11 事件”。

“9 · 11 事件”是发生在美国本土的最为严重的恐怖攻击行动，遇难者总数高达 2 996 人，甚至较 1941 年第二次世界大战时期“珍珠港事件”战争遇难的人数还要多。联合国发表报告称此次恐怖袭击对美国造成的经济损失大约达两千亿美元。此次事件对全球经济所造成的损害甚至达到一万亿美元左右。

恐怖分子劫机撞毁世贸大楼和五角大楼是极度令人毛骨悚然的事件，然而世界上还存在一种威胁，“来无影去无踪”，却远比上述恐怖袭击更为致命。美国分子生物学家、诺贝尔奖获得者乔舒亚 · 莱德伯格（Joshua Lederberg）曾这样形容：“在人类主宰的这颗蓝色星球上，唯一的最大威胁就是病毒。”

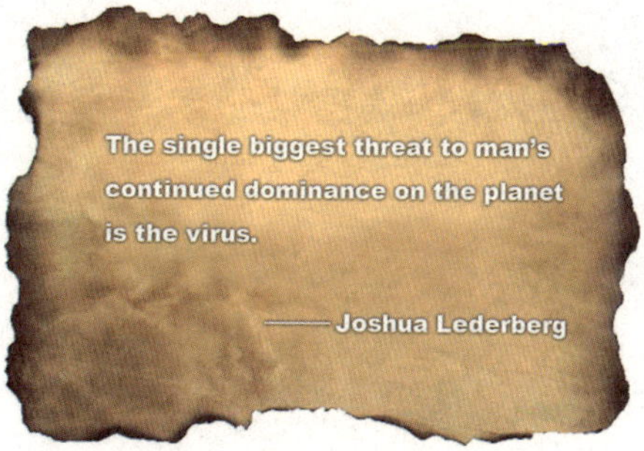

（一）“影子刺客”重出江湖

2001 年 9 月 18 日，当大多数美国人还沉浸在“9·11 恐怖袭击”的悲痛和恐惧中时，数封信件分别悄悄地寄送至美国广播公司（American Broadcasting Corporation）、哥伦比亚广播公司（Columbia Broadcasting System）等五家新闻媒体办公室和两名民主党参议员处。

人们毫无戒备地开启了这些来自新泽西州特伦顿的信件，不曾想打开的却是“潘多拉魔盒”。这些信件中含有恐怖分子故意放置的炭疽孢子（anthrax spore），最终造成 22 名收信人感染肺炭疽或皮肤炭疽，其中 5 人病发死亡。

对于美国人来说，“炭疽信”造成的恐慌绝不亚于“9·11 事件”，甚至连美国国会也中断了正常运作。11 月 3 日，美国总统小布什（George W. Bush）发表广播讲话，称不断出现的炭疽病例是美国继“9·11 事件”之后受到的“第二轮恐怖袭击”。

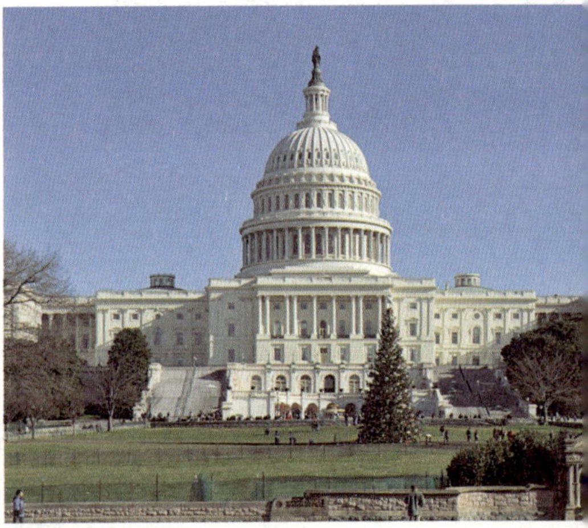

美国国会大厦

在炭疽袭击发生 1 个月后的 10 月 26 日，美国颁布了赋予执法部门更大执法权的《爱国者法案》。自此，美国拉开了在全球展开全面反恐行动的序幕。

早在 1346 年，鞑靼人进攻克里米亚半岛卡发城（Caffa City，Crimean Peninsula）时就曾使用鼠疫（plague）患者的尸体进行攻城。而这次恐怖分子散布的炭疽杆菌溶胶和肉毒素，最终导致 13 人死亡，6 300 人受伤，制造了一起震惊世界的生物恐怖袭击事件。

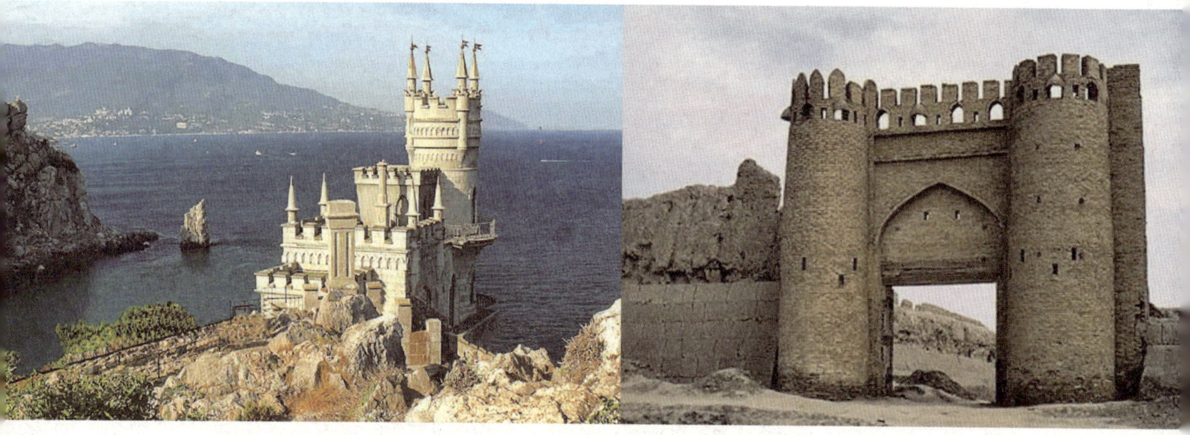

克里米亚卡法城古城遗迹

生物袭击后对环境所造成的污染和破坏在长时间内难以实现彻底消除。这种遭到污染的环境中存在着难以防范的潜在威胁，可能会变成使用禁区和疫源地，长远来看，将造成难以弥补的巨大损失。它的杀伤力非常可怕，甚至可以和“核威慑”相提并论；而且前者造价低廉、技术要求低，使得它成为潜在威胁的“终极刺客”。

（二）“地球村”之十面埋伏

重症急性呼吸综合征（severe acute respiratory syndrome，SARS），又称“非典”，是一种由 SARS 冠状病毒（SARS-CoV）引起的急性呼吸道传染病。该疾病的暴发在世界上尚属首次，因导致医务人员在内的多名患者死亡，引发了社会恐慌和世界广泛关注。

2002 年 11 月 16 日，广东佛山出现第一个 SARS 病人。次年 3 月 5 日，“非典”来到首都北京，将威胁带给越来越多的生命。除了广东和北京之外，香港也于 2003 年 2 月底发现了 SARS 患者。从 3 月 25 日起，香港淘大花园的居民接二连三出现 SARS 病症，仅 6 天后，就已经有213名淘大花园居民被证实或因疑似感染SARS而住进医院，一时间，淘大花园让所有港民避之不及。

SARS病毒继续以惊人的速度向一切可能的地方蔓延：中国台湾、澳大利亚、加拿大、美国……

突如其来的瘟疫让无数人产生了恐慌心理，有的人从疫区逃跑了（这加速了病毒的传播），有的人开始疯狂采购日常生活用品，尤其是与预防呼吸道传染病有关的物品，白醋、板蓝根的身价陡然上涨，消毒剂等有关物品都销售告罄。4月24日，北京出现日用品抢购风潮。街上越来越多的人戴上了口罩，商场、车站等昔日喧嚣繁华的场所瞬间变得冷清了，房间、楼道中弥漫着浓浓的消毒水味。总之，这个世界仿佛在一夜之间寂静了下来。

世界卫生组织在2003年4月16日正式宣布SARS的致病原是一种新型冠状病毒。截至2003年8月7日，全球累计“非典”病例共8 422例，涉及32个国家和地区，因“非典”死亡人数919人，病死率近11%；其中中国确诊病例5 327例，死亡349人。据估计，“非典”已导致全球经济遭受近300亿美元的损失。

2014年，中国出入境总计4.9亿人次，其中7～9月1.19亿人次，这意味着平均每天出入境人次高达130多万，每秒钟就有15人次通过口岸。以SARS的传播为例，自2003年2月21日晚一位刘姓SARS患者入住淘大花园到次日病发送入医院为止，不到24小时，就至少感染了16名患者，传播速度非常之迅速。如若此类传染病暴发，如此大规模的人员流动将会给我国人口健康带来严重威胁。

（三）“末日武器”风云突起

2015年，国内上映了一部热血的军事题材影片《战狼》，其中涉及商业间谍成功窃取了我国人口的血液样本和变异病毒的基因数据，而国际生物制药公司妄图制造出只在中国人之间传染的病毒性疾病，并让致病率达到万倍以上。虽然这只是电影中的情节，但目前“基因武器”的风险悄然逼近。

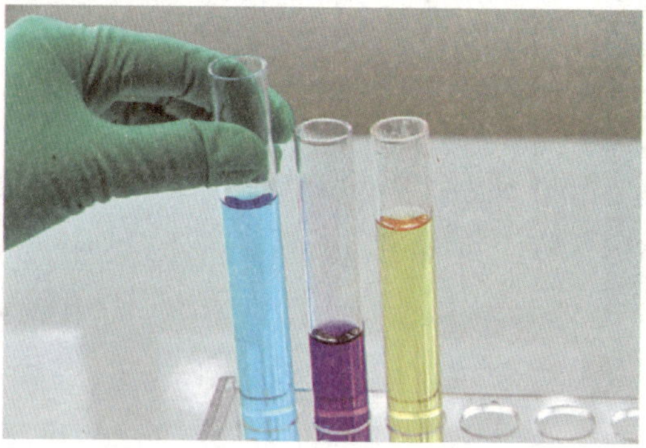

生物制剂

1979 年 4 月，苏联位于斯维尔德洛夫斯克(Sverdlovsk)西南郊的一处生物基地发生爆炸，导致大量炭疽杆菌气溶胶外溢，致使炭疽病在该市普遍流行，造成 1 000 多人死亡，影响和危害持续了将近 10 年。

来自美军的一份测算显示，如果在华盛顿落下一枚带有炭疽菌弹头的导弹，将造成至少 10 万人死亡。据称，利用不同病毒可合成一种具有剧毒的“热毒素”(lethal toxin)基因毒剂，用其万分之一毫克的剂量就能毒死 100 只猫；倘用其 20 克，就足以使 60 亿地球人死于非命。倘若致命病毒等被成功研制成基因武器，其将不费吹灰之力地摧毁整个人类社会。

基因武器被科学家称为“末日武器”，生产核武器必须依赖于大型设备，而生物武器的研制仅需在一间狭窄的实验室里即可完成。不幸的是，人们难以掌控遍布全球的、所有的实验室。

基因武器不但成本低下，还拥有大量可资利用的物质资源。根据一份统计资料的数据显示，花费五千万美元建立的一个基因武器库，其具有的杀伤力大大超过用五十亿美元建立的核武器库。截至目前，全球共发表了多种微生物的基因组全序列，而用于发表每组基因的费用仅达三百美元。

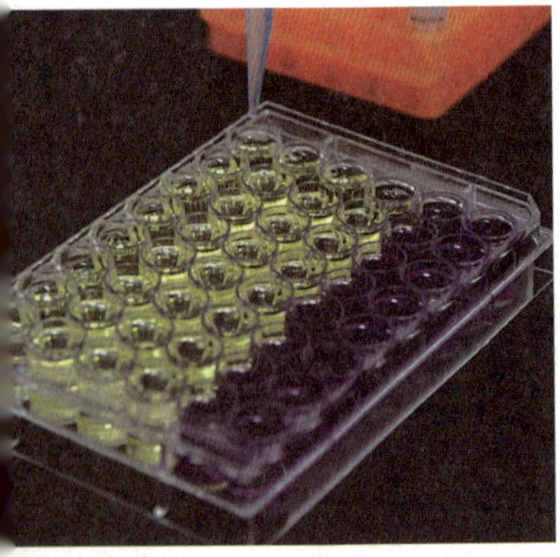

生化试验

同样，生物技术滥用所造成的后果非常严重，将对人类社会造成毁灭性打击。美国科幻影片《侏罗纪世界》(Jurassic Park)讲述了国际基因科技公司(InGen)为了吸引游客，滥用病毒载体等转基因技术，结合了霸王龙、迅猛龙、蜥蜴、蛇、变色龙等生物的DNA打造出更高智商和更嗜血的“暴虐霸王龙”(I-Rex)。

这只史无前例的“混血儿”不仅有着强于霸王龙的高大体魄，迅猛龙的速度，树蛙般掩饰自己的能力，更有着高度的智慧！从暴虐龙设计逃出恐龙馆之后，它就一路嗜血残杀，酿成巨大灾难。如果缺乏对生物技术进行有效监督和控制，“暴虐霸王龙”残杀人类将不再是科幻电影，而是未来战场上活生生的现实。

第二章

黑云暗啸的飞天领主

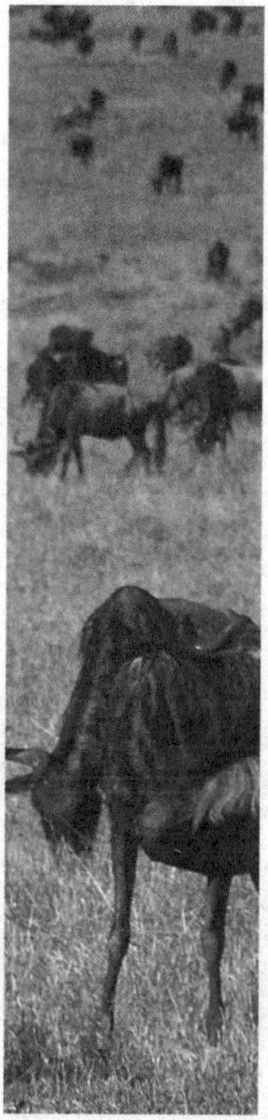

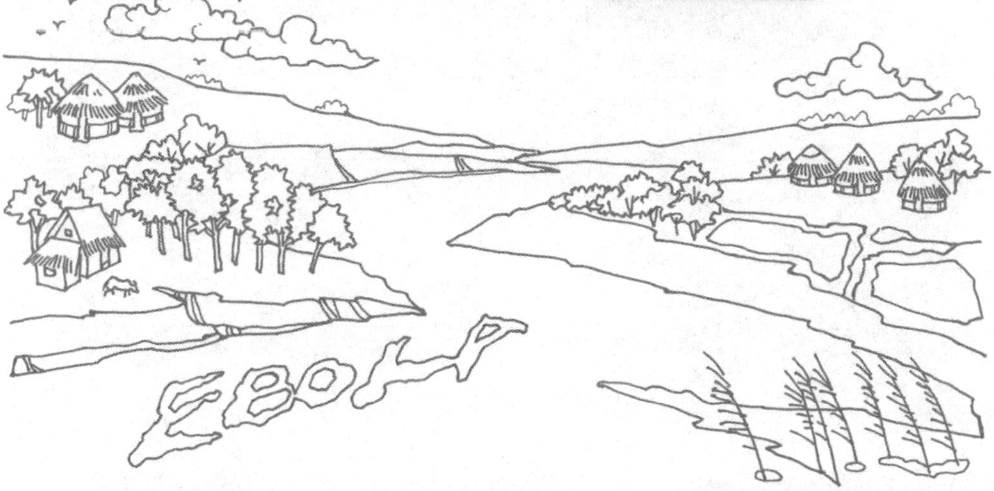

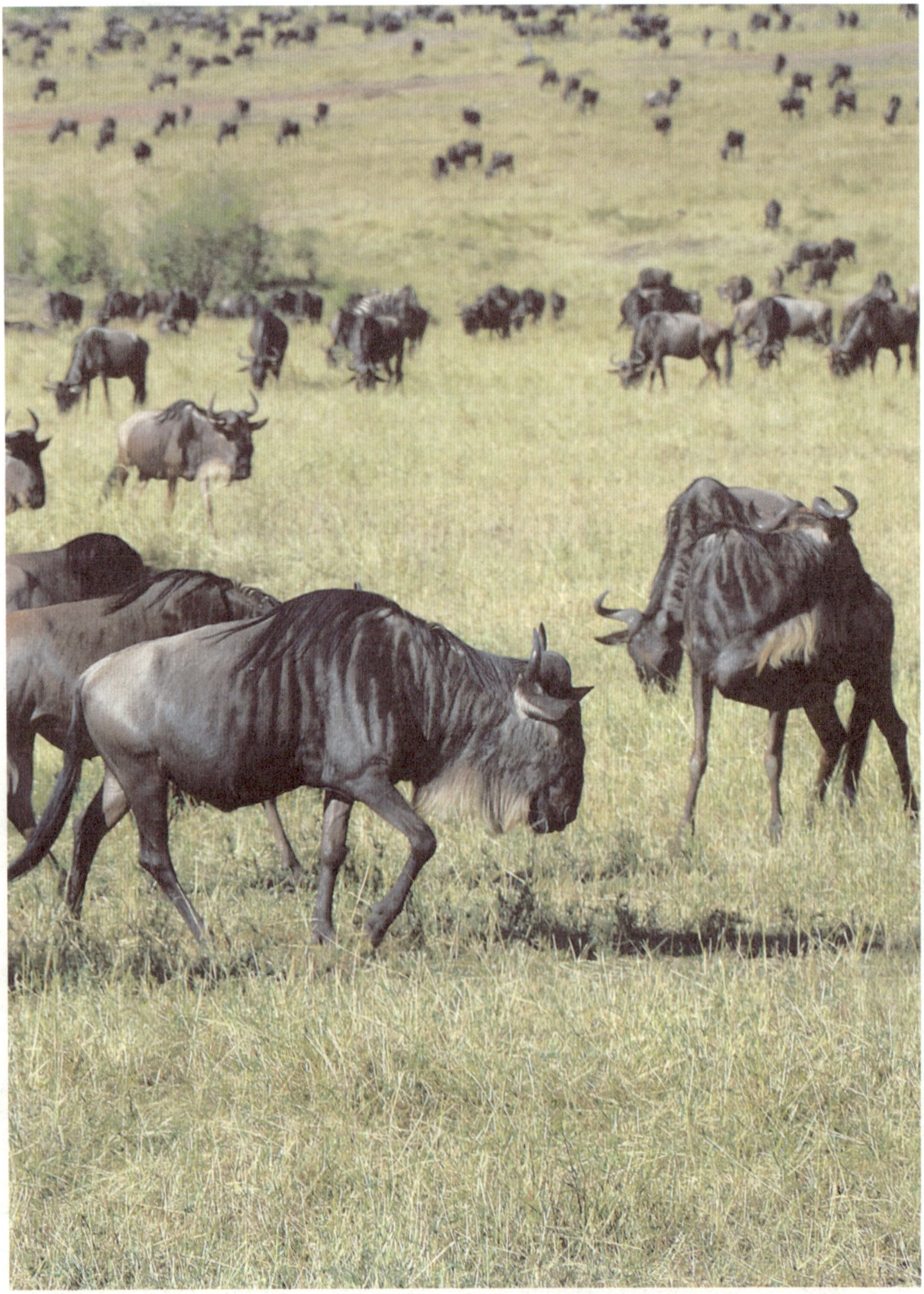

（一）埃博拉河畔的灾难

1976 年 8 月，在非洲国家扎伊尔（The Republic of Zaire）（现刚果民主共和国）埃博拉河旁边的一个叫扬布库（Yambuku）的美丽小镇，当地一所学校的校长 Mabalo Lokela 因发高烧前往医院治疗，医生为其诊断为疟疾。由于非洲当地的医疗水平和设施相对落后，医院一共只有 5 支注射器，他被护士用一支公用针头注射了抗疟疾药物。

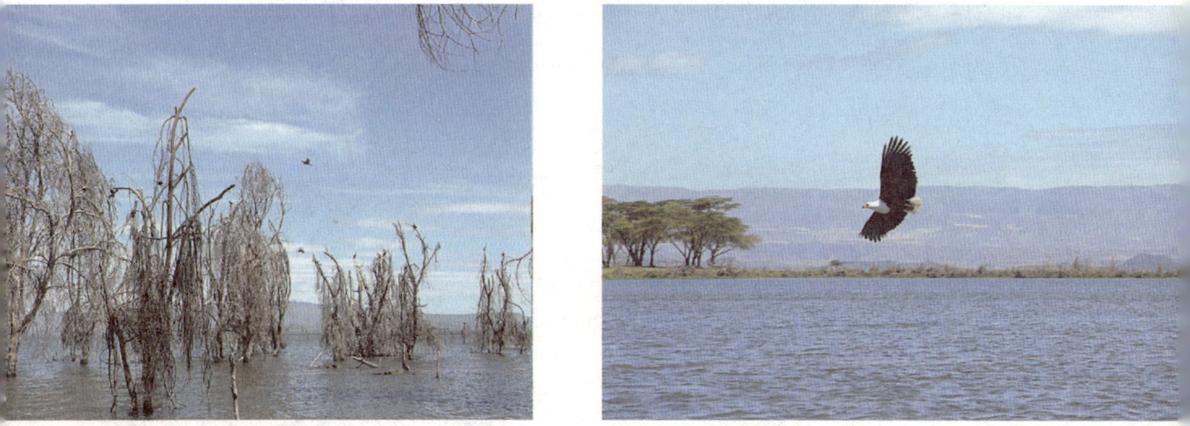

非洲河流

9 月初，Mabalo 因高烧、顽固性腹泻和出血而去世。然而，令人意想不到的是，不久医院里聚集了大量与 Mabalo 有相似症状的人，这一骇人的传染病在很短的一段时间内便导致沿河 55 个村庄、280 人丧命，死亡率高达 88%（患病人数 318 人）。超过一半的死者为该医院的工作人员，还有来自生活在周边的 60 个家庭中的 39 人。

在扬布库游历的一位名叫尼果·姆硕拉的医生初次记载了这种新型疾病的临床表现："这种疾病传染迅速，置人于死地。它使患者高烧至 39 ℃左右，很多部位大量出血，严重腹泻、脱水，皮肤干薄如纸，眼眶下陷……一切治疗方法都难以奏效，三天内迅速死去……”

然而，灾难远远没有结束。

在短短两个月的时间里，疫情在扎伊尔的若干村庄迅速扩散，其邻国苏丹和埃塞俄比亚亦未能幸免。据统计，当时在苏丹，发病人数为 284 人，死亡人数为 151 人，病死率达 53.2%。

这一暴发在现代社会的神秘传染病引起了世界卫生组织（World Health Organization，WHO）的关注。该组织迅速委派两名医生到扎伊尔开展调查，并协助寻找治疗该烈性传染病的途径。他们是病毒学家约瑟夫·麦克科密克（Joseph McCormick）和苏珊·费希尔·霍克（Susan Fisher-Hoch）。

病毒学家到达扬布库后，首要任务是阻止疫情的进一步扩散。通过调查，他们发现一种前所未见的病毒才是导致灾难的“元凶”，而公用注射针头导致了病毒的传播。随后人们发现，参加过感染者葬礼的人也会受到病毒侵袭。因此，不采取任何保护措施而直接与死者接触是相当危险的。

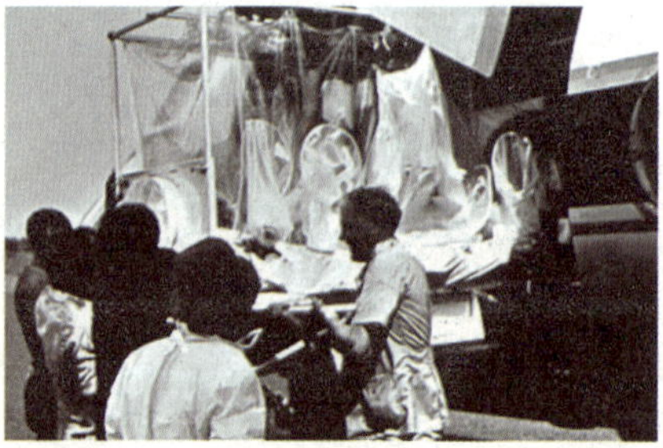

非洲埃博拉临床救治

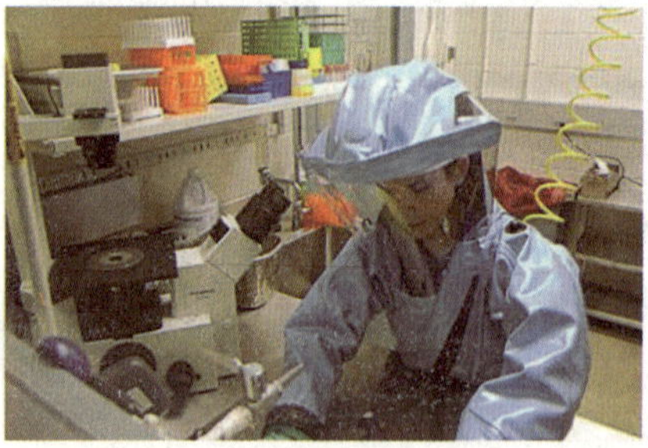

科学家在专门进行
埃博拉研究的实验室操作

1976 年暴发的这场疫情持续了三个月，共导致 602 人感染，431 人死亡，死亡率高达 72%。研究者们以扬布库旁的河流埃博拉为名，将这种病毒称为埃博拉（Ebola virus）。

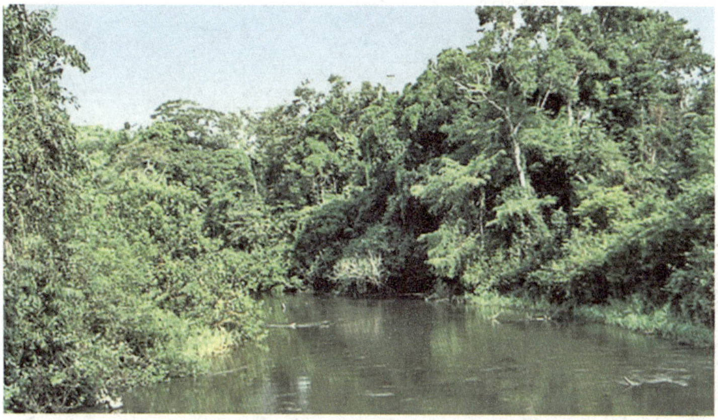

科学家彼得·皮奥特拍摄的 1976 年的埃博拉河

（二）显微镜下的“毒蛇”

埃博拉是一种神秘的病毒。在许多叙述恐怖病毒大流行的文学作品中，作者都偏向于以该病毒为题材，这是由埃博拉病毒所具有的超高致死率和令人生畏的长相决定的。一般的动物病毒为圆球形，然而在电子显微镜下，埃博拉病毒却呈现出有所不同的纤丝状，这些纤丝或弯曲或缠绕，如毒蛇一般。

后来，科学家们进一步发现，非洲的扎伊尔和苏丹几乎分别同时暴发该病毒疫情，并分别根据疫情暴发地点将其称为不同亚型，即扎伊尔型（Zaire Ebola virus，ZEBOV）和苏丹型（Sudan Ebola virus，SEBOV）。

随后，科学家还分离出其他三种埃博拉病毒，并将其分别命名为雷斯顿型（Reston Ebola virus，RESTV）、塔伊森林型（Taï Forest Ebola virus，TAFV）和本迪布焦型（Bundibugyo Ebola virus，BDBV）。其中，雷斯顿埃博拉病毒是在位于美国弗吉尼亚州一座名为雷斯顿的小城的灵长类动物检疫隔离中心分离到的。

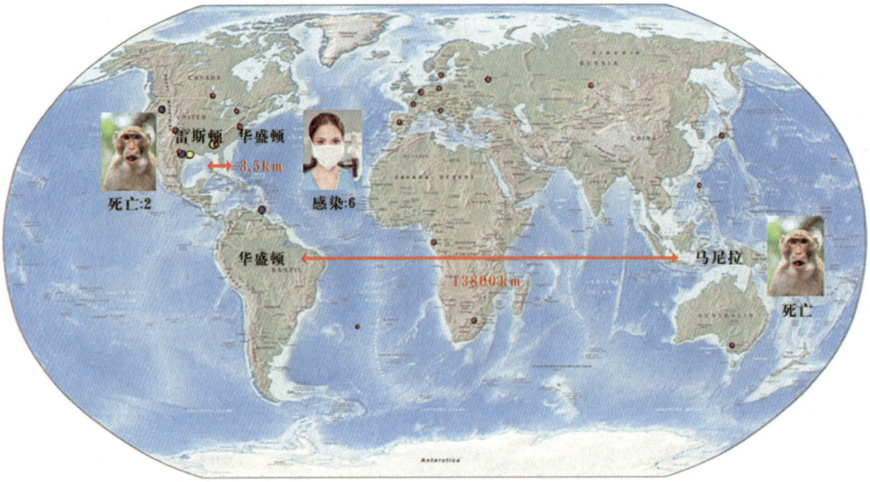

高危地带——雷斯顿

1989年10月，一批由菲律宾运来的食蟹猴到了雷斯顿一个灵长类动物检疫隔离中心。刚刚到达检疫中心的笼子中就有几只猴子死亡，在随后的一段时间里，整栋大楼里有很多猴子出现了发热和精神不振等症状，并且接二连三地死去。随后的检测结果着实让美国人吓了一大跳，这些猴子感染的正是埃博拉病毒。

美国记者理查德·普莱斯顿(Richard Preston)在他记录这次事件的《高危地带》(The Hot Zone)中写道："当万物堙灭，整个世界生机不再，唯一仅存的将是雷斯顿灵长动物疫控中心大楼。"(The Reston Primate Quarantine Unit was the only building in the world where nothing was alive anymore.)

这种埃博拉病毒被命名为雷斯顿，科学家发现它是唯一一种能够通过空气传播的埃博拉亚型病毒。目前研究显示，雷斯顿亚型只限于感染人类以外的灵长类动物。然而，其他4种都可以感染人类，最致命的是扎伊尔型，其死亡率高达90%。

2012 年，中国科学院武汉病毒研究所在对中国地区的 843 只蝙蝠检测时，发现其中有 32 只具有携带雷斯顿型病毒的踪迹，这是首次在中国境内发现埃博拉病毒感染的案例。

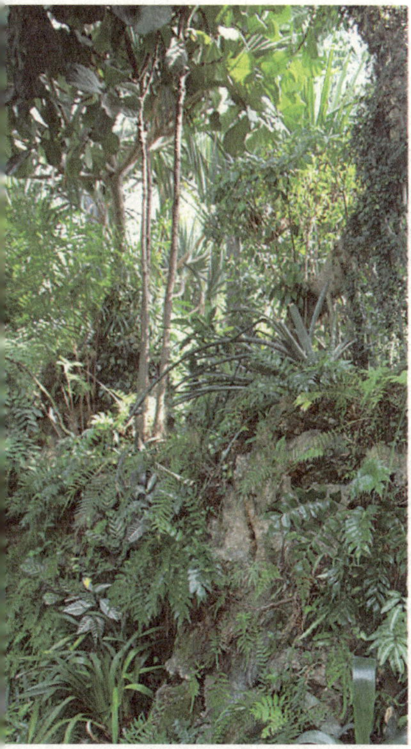

热带雨林

埃博拉病毒可引起埃博拉出血热，该出血热具有急性出血性、发病快、死亡率高等特点。此外，该病毒感染的潜伏期一般为2～10天。在病毒感染早期，患者会出现以下症状：发热、肌肉疼痛、头痛、咽喉痛，之后会出现呕吐、腹泻、皮疹、肾脏和肝脏功能受损，有时会出现内外出血。

目前，埃博拉出血热主要以地方性流行的趋势发展，仅出现于中非热带雨林和东南非洲热带大草原。然而，其已从最先的苏丹、刚果民主共和国等地扩散至刚果共和国、中非共和国、利比亚等以及南非。非洲以外地区，如美国、英国和瑞士等亦不时有对该病毒感染病例的报道，但都是输入性或实验室意外造成的感染，并未有埃博拉出血热流行。

1976～2013 年，世界卫生组织共报道了 1 716 例埃博拉病毒感染确诊病例。2014 年 3 月起在西非出现的疫情是自发现埃博拉病毒以来发生的最大且最复杂的埃博拉疫情，出现的病例和死亡数字超过了所有其他埃博拉疫情的总和。

据统计，截至 2015 年 3 月 10 日，埃博拉疫情已夺走全球 14 000 人的生命；而确诊、可能与疑似病例则高达 24 350 人。然而，由于疫区医疗卫生系统相对落后，仍有很大一部分的病例未能得到记录。

埃博拉病毒病既往疫情年表

年份	国家	埃博拉病毒分型	病例数	死亡数	病死率
2014-2016年6月	几内亚	扎伊尔型	3814	2544	67%
	利比里亚	扎伊尔型	10678	4810	45%
	塞拉利昂	扎伊尔型	14124	3956	28%
2012	刚果民主共和国	本迪布焦型	57	29	51%
	乌干达	苏丹型	7	4	57%
	乌干达	苏丹型	24	17	71%
2011	乌干达	苏丹型	1	1	100%
2008	刚果民主共和国	扎伊尔型	32	14	44%
2007	乌干达	本迪布焦型	149	37	25%
	刚果民主共和国	扎伊尔型	264	187	71%
2005	刚果	扎伊尔型	12	10	83%
2004	苏丹	苏丹型	17	7	41%
2003（11月-12月）	刚果	扎伊尔型	35	29	83%
2003（1月-4月）	刚果	扎伊尔型	143	128	90%
2001-2002	刚果	扎伊尔型	59	44	75%
	加蓬	扎伊尔型	65	53	82%
2000	乌干达	苏丹型	425	224	53%
1996	南非（前加蓬）	扎伊尔型	1	1	100%
1996（7月-12月）	加蓬	扎伊尔型	60	45	75%
1996（1月-4月）	加蓬	扎伊尔型	31	21	68%
1995	刚果民主共和国	扎伊尔型	315	254	81%
1994	科特迪瓦	塔伊森林型	1	0	0%
	加蓬	扎伊尔型	52	31	60%
1979	苏丹	苏丹型	34	22	65%
1977	刚果民主共和国	扎伊尔型	1	1	100%
1976	苏丹	苏丹型	284	151	53%
	刚果民主共和国	扎伊尔型	318	280	88%

（**数据来源：** http://www.who.int/mediacentre/factsheets/fs103/zh/）

埃博拉信息及既往疫情年表

（三）来自“猩猩”的你

埃博拉“从那里来，到那里去?”目前，在黑猩猩、猴子等灵长类动物以及蝙蝠的体内，科学家们发现了埃博拉病毒的踪迹，随后推断出蝙蝠为自然条件下该病毒的宿主，并掌握了病毒的“基因密码”。关于埃博拉病毒的传播方式，其一般通过直接接触途径在动物与动物之间、动物与人之间或在人与人之间传播。

人类一般是通过与埃博拉病毒感染者的血液、分泌物、器官或其他体液密切接触，或与此类体液污染的环境间接接触而遭受感染。在非洲一些古老的下葬仪式上，倘若哀悼者与感染埃博拉病毒的死者尸体产生直接接触，在很大程度上亦会导致这一病毒的传播。

然而，埃博拉病毒的神秘面纱仍未全然揭开。

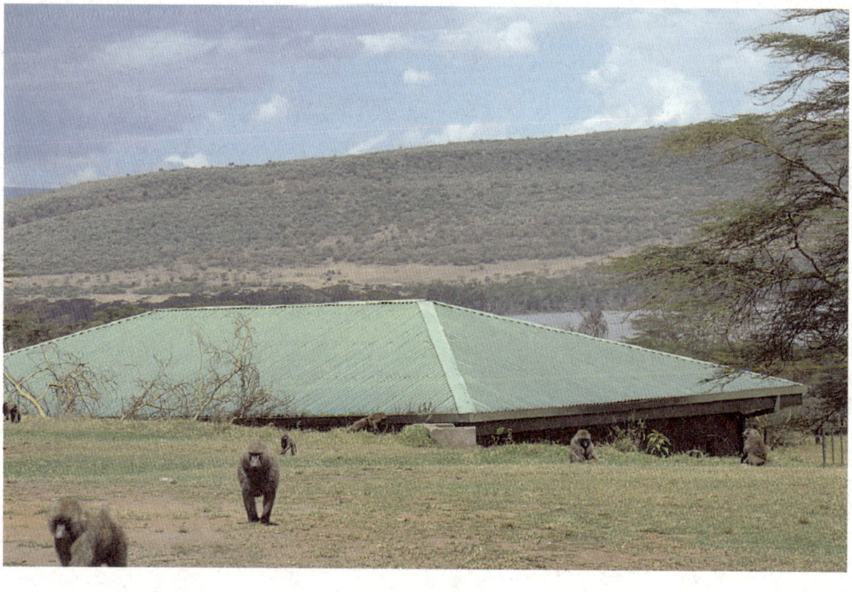

野生狒狒

埃博拉之所以如此神秘，很大一部分原因在于这一疾病的暴发难有规律可循。这可能与埃博拉的自然宿主蝙蝠能到处飞行，而且病毒的传播不像流感病毒那样与季节相关性大。此外，在非洲居民众多的当地习俗中，捕猎黑猩猩、猴子和蝙蝠等野生动物以充当食物也为该病毒传播的原因之一。

值得注意的是，非洲居民每日都会进行捕猎，但病毒疫情并没有陆续暴发。

1976 年首次暴发埃博拉病毒疫情，随后在 1977 年和 1979 年疫情均有不同程度的暴发。直到 1995 年，扎伊尔型埃博拉病毒再次袭来，最终在刚果民主共和国造成 254 人死亡。没人能够回答为何埃博拉病毒给了人类长达 15 年的喘息期。

（四）无形的杀手

埃博拉病毒在透过黏膜处及表皮伤口进入人体后，会立刻瞄准并感染人体健康细胞，悄无声息地侵入人体细胞内部，从而关闭它们的“安全警报系统”。随后，身体门户大开，毫无抵抗。埃博拉病毒开始疯狂地自我复制，病毒不受控制地快速增长，感染了很多器官，最终导致细胞死亡、组织坏死。

死亡的细胞将它们所有的内容物释放到血液中。所有这些信号最终导致了细胞“因子风暴”，并引发炎症，令被破坏的机体出现肿胀、发热以及疼痛症状，进而损伤宿主的机体器官，以致引发患者死亡。

截至当前，还未出现针对埃博拉病毒的特效治疗措施，但有两种可能有效的药物正在实施人体安全测试，美国食品和药物管理局（Food and Drug Administration，FDA）现仅批准了三种可用于埃博拉病毒患者或疑似病例的实验性药物，分别为 Brincidofovir，ZMapp 和 TKM-Ebola。

2014 年 8 月 21 日，在利比亚感染埃博拉病毒而回美治疗的医护人员肯特·布兰特利（Kent Brantly）和南希·怀特博尔（Nancy Writebol）接受了 ZMapp 的治疗，并治愈。这一重要消息为全球抗击埃博拉病毒疫情带来了希望。

ZMapp 来自感染埃博拉病毒的实验动物体内所产生的抗体，由三种单克隆抗体混合制成，其中两种来自加拿大公共健康机构（Public Health Agency of Canada）国立微生物实验室研发的 ZMAb，另外一种来自美国陆军传染病医学研究所（U. S. Army Medical Research Institute of Infectious Diseases，USAMRIID）研发的 MB-003（又称 Mapp）。单克隆抗体通过锁定并“紧紧抓住”病毒表面的一些凸出物抗原以对付入侵的病毒，挫败病毒进入宿主细胞并进行大量繁殖的企图。

2014 年 8 月 29 日，由国际高水平杂志《自然》（Nature）发表的研究结果显示，通过在猴子身上的药物试验，ZMapp 最终治愈了所有参与试验的、遭受埃博拉病毒感染的 18 只猴子。

2015 年 8 月，多个国家组织机构联合研制的在研埃博拉疫苗 rVSV-ZEBOV，在几内亚三期临床中取得 100％有效性，受测试的 48 名埃博拉感染者接受疫苗注射后，再也没患上埃博拉，表明人体的免疫系统能够对该疫苗反应并产生抗体，可以预防埃博拉病毒二次感染。

（五）“潜伏者”走出非洲

埃博拉病毒极少扩散至非洲以外的地区。然而，随着全球化进程不断加快，这一威胁会变得越来越严峻。

感染埃博拉病毒后的潜伏期为 2～21 天，这意味着一个遭受埃博拉病毒感染的患者最长可能三个星期都不会出现发病症状。但是，病毒在人体内增殖到一定水平后便会具有传染性，如果一个并不知道自己已被病毒感染的人，搭乘十几个小时的飞机到达世界的另一边，就会有将病毒扩散出去的可能性。

2014 年 7 月，一位 40 岁的利比里亚人 Patrick Sawyer 将埃博拉病毒从利比里亚（Republic of Liberia）带到了尼日利亚（Federal Republic of Nigeria）。在刚到达尼日利亚时，他便出现了发烧和呕吐症状，并在随后被直接自机场送至医院接受治疗。

该男子是自西非暴发埃博拉病毒疫情以来于尼日利亚发现的第一个感染病例。倘若这名患者推迟几天发病，他极有可能已周游整个尼日利亚了。尼日利亚是非洲人口最多的国家，如果疫情在该国进一步扩散，后果必定十分严重。

美国境内的首个埃博拉病例为上述推断提供了佐证。2014 年 9 月 19 日，42 岁的美国病患邓肯（Thomas Eric Duncan）自利比里亚启程，并于第 2 天抵达美国，入境时未出现任何发病症状。然而，他从第 5 天开始出现症状，等到第 9 天病情恶化后才住院，最终在 20 天后不治身亡；而负责照顾他的护士范妮娜（Nina Pham）和安珀·文森（Amber Vinsom）随后出现了发烧症状，也感染了埃博拉病毒。

截至目前，亚洲还未发现埃博拉病例。然而，两地之间频繁的人员交流和密切的贸易往来使得风险不断上升。此外，亚洲是大量客籍劳工的中转或输出地，这无疑也带来了潜在风险。

正如最早一批赴非开展埃博拉病毒追踪的美国科学家之一，约瑟夫·麦科明克（Joseph B. McCormick）所言："也许在病毒的世界里，我们才是入侵者。"但既然战争已经开始，人类为了拯救自我，将义无反顾地投入战斗。

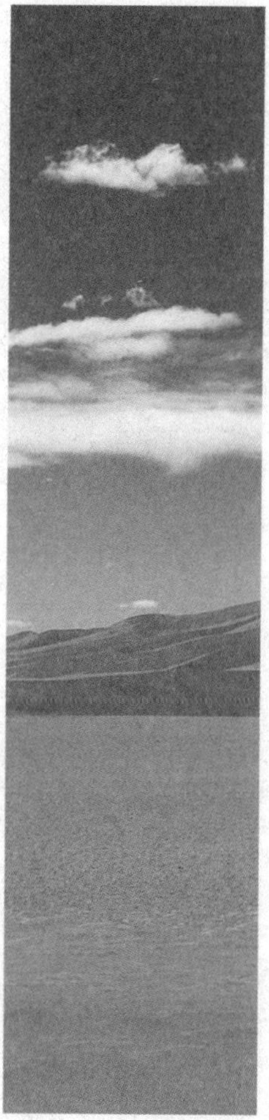

第三章 中东瘟疫的潜行毒刺

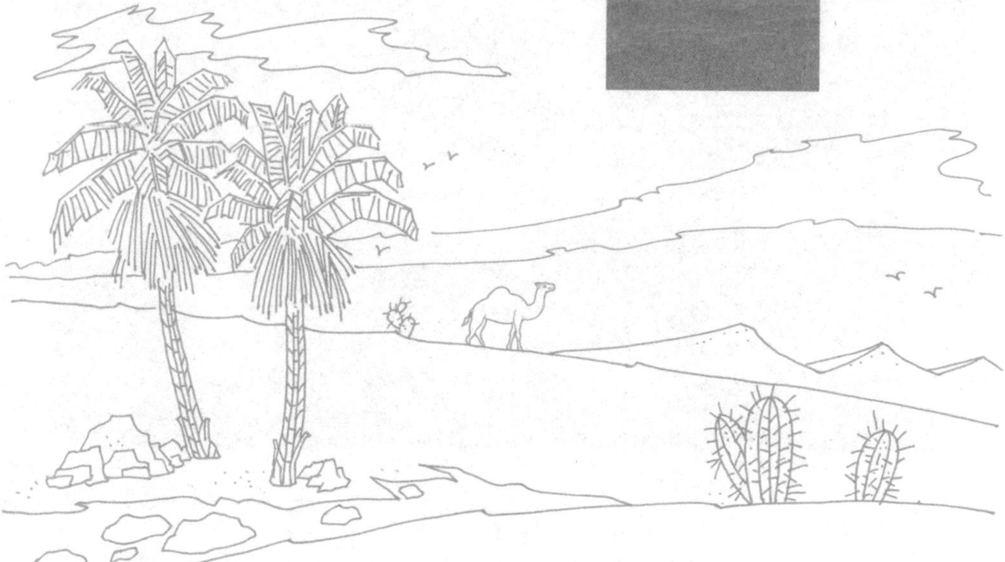

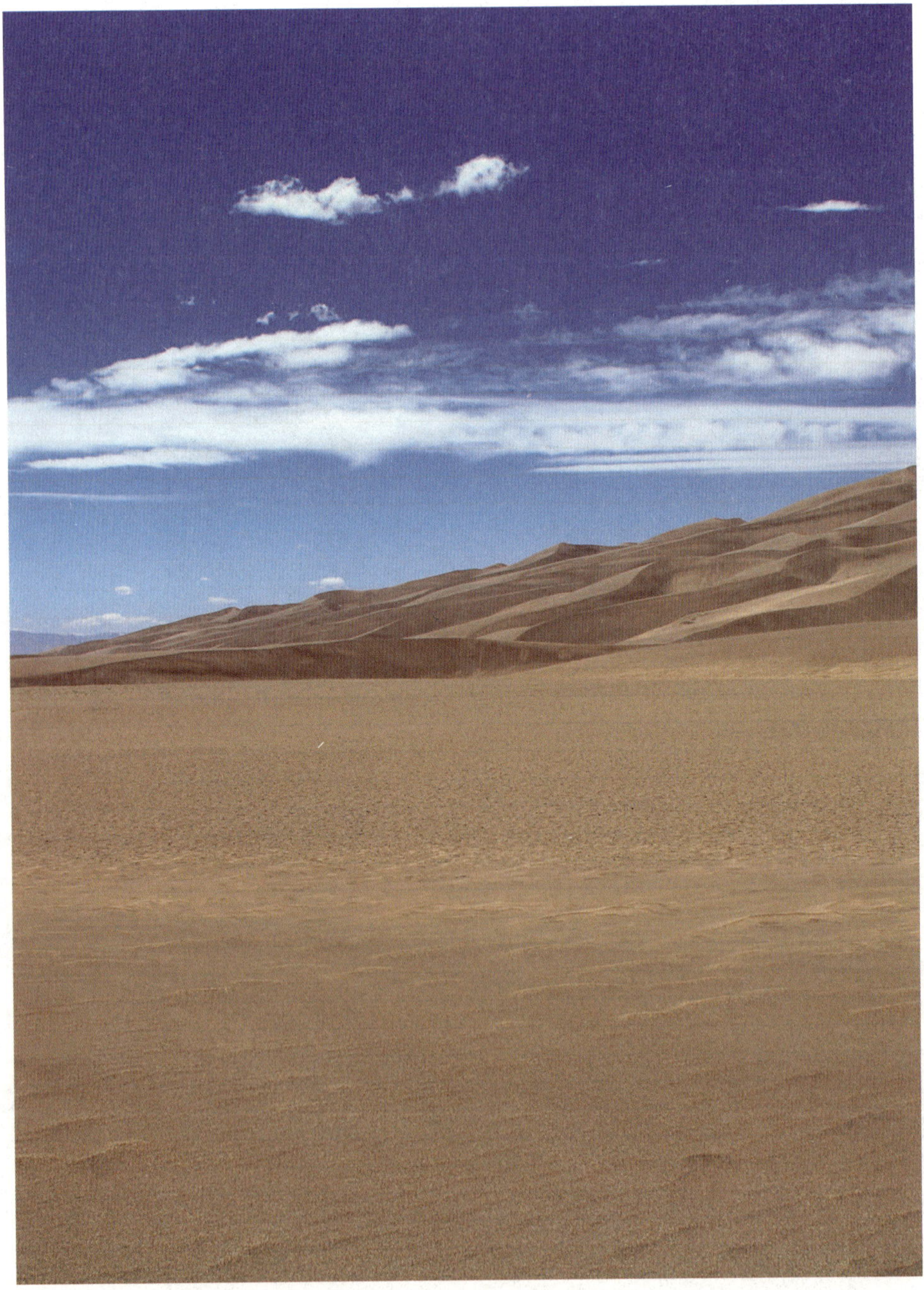

(一) 边 境 风 云

中东呼吸综合征(Middle East respiratory syndrome,MERS)是由一种新型冠状病毒(MERS-CoV)引起的病毒性呼吸道疾病。该病毒于2012年在沙特阿拉伯(Kingdom of Saudi Arabia)首次发现。MERS病毒是一种新型的冠状病毒,因致死率高且2015年在韩国(Republic of Korea)快速传播而引发关注。

2015年5月29日,中国国家卫生和计划生育委员会通报,广东省惠州市出现首例输入性MERS确诊病例,该患者是来自韩国的金某。在前往广东省惠州市中心人民医院就医之前,金某携带MERS病毒于我国内地停留了近40个小时。

这名44岁的韩国男子于2015年5月16日曾去医院探望生病的父亲,并在其病房停留了数小时。5月17日,他得知父亲被确诊为韩国第三例MERS患者。5月19日,他出现发烧等症状。

5月22日,金某前往韩国某医院接受诊治。期间,他并未告知医生其曾与MERS确诊病例进行过密切接触,也未向医生说明他是确诊病例的家属。虽未确诊,但由于其出现体温过高等MERS常见症状,金某曾在家中接受隔离观察。

5月25日,金某未接受医生建议取消前往中国出差的计划,并于26日上午10点在韩国仁川机场搭乘韩亚航空班机,与其同机的乘客共计158人,飞往香港。入境前,香港国际机场的卫生检疫人员曾发现金某有发烧、咳嗽症状,金某否认与MERS病例进行过接触,亦声称未曾前往中东地区。随后,他经广东省深圳市到达惠州市。

5月27日,韩国卫生当局确认金某出境,通知了世界卫生组织和中国卫生部门。5月28日凌晨2时,金某被送到定点医院接受隔离治疗,曾与其进行过密切接触的人员也被就地隔离观察。经检查显示,金某仍然有发烧症状，最高体温达至 39.5 ℃，胸片显示其双下肺发生病变，考虑可能感染性肺炎。

5 月 29 日，通过患者的临床表现、实验室检测和流行病结果证据显示，金某被确诊为 MERS 病例。自此，MERS 首次进入中国。

（二）空　　袭

时间回溯至 2015 年 5 月 20 日，韩国确诊了首例 MERS 病例。面对来袭凶猛的 MERS，整个韩国被笼罩在恐慌和不安之中。6 月 1 日，韩国出现第一例因感染 MERS 病毒而死亡的患者。此时，韩国被隔离者已上升至 628 人，疫情在韩国持续扩散。6 月 8 日，除了沙特，韩国成为世界第二大 MERS 发病国。6 月 9 日，在韩国共有 87 人被确诊感染 MERS 病毒，其中 6 人因感染该病毒而死亡；被隔离人数共计 2 508 人。

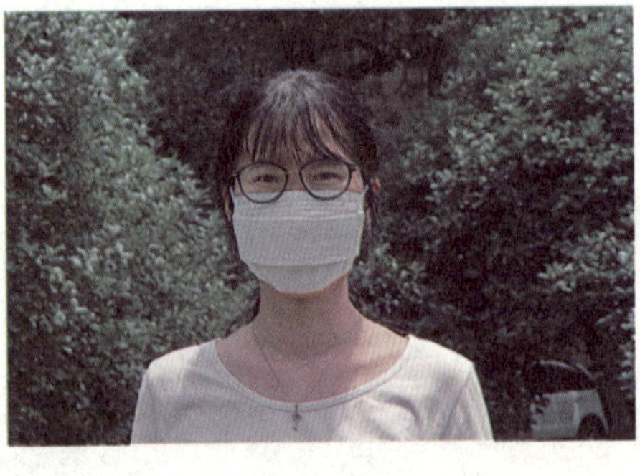

健康防范

这期间韩国民众表示，最近因为 MERS 而感觉空气好像也有传染性，人多的地方、封闭的地方都不敢去。韩国多地口罩脱销，公众活动纷纷取消，公共场合人流减少，商业、餐饮业、娱乐业受到严重打击，共有2 400余所学校被迫停课。进入 2015 年 6 月后，韩国街头的民众纷纷统一佩戴着白色的口罩。在首尔的地铁里，若有人不小心打一个喷嚏，都会引来旁边所有乘客警惕的目光。

MERS 对韩国旅游业也造成了巨大冲击，约有 13 万外国游客取消了赴韩旅游，其中 70％来自中国。韩国旅游业因此所遭受的直接损失估计高达 5.9 亿美元。

6月9日，韩国政府出台了多项措施，如系统排查中东呼吸综合征病毒感染者、疫情公开和公费治病，力求挽回民心。6月28日韩国政府宣布，韩国的MERS疫情事实上结束，疫情共造成韩国186人感染MERS病毒，其中36人死亡，大约16 700人被隔离。

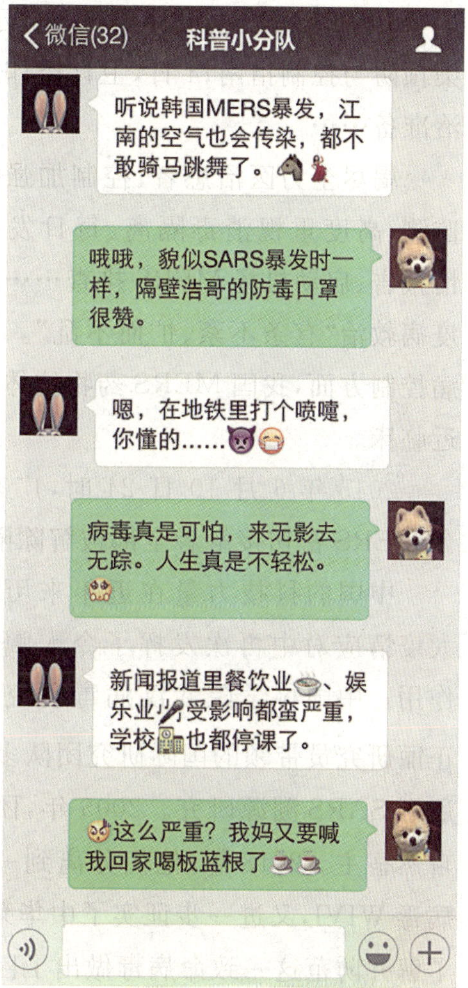

民众反应

（三）备战一线

唐代著名思想家、文学家韩愈说过："凡事预则立，不预则废。"回首2003年以来，从SARS到超级细菌，从禽流感到MERS……历经考验的中国在应对突发性传染病方面的防控、应急以及管理能力都有了很大提高，并开始主动备战。中国科学院院士高福研究员表示，早在MERS病毒被发现后，我国科研人员便"前瞻性布局"，对其开展了系统研究，此次我国应对MERS打的是"有准备之仗"。

2015年5月28日凌晨2时，韩国患者被送入惠州中心医院后，应急响应启动，病人被收入ICU负压病房隔离治疗；29日，成立广东省中东呼吸综合征临床专家组。

6 月 2 日，国家卫计委发布关于中东呼吸综合征的诊疗方案及感染预防与控制指南；4 日，卫计委印发通知，要求各地做好相关医疗救治准备……

竭尽全力医治患者、控制加强病例监测、高度重视消毒隔离、每日发布疫情报告、启动机场 MERS 排查……此轮疫病救治“有条不紊、忙而不乱”。在疾病控制方面，我国 MERS 药物抗体已接近临床。

2015 年 6 月 10 日 24 时，广东 75 名 MERS 密切接触者全部被解除隔离。

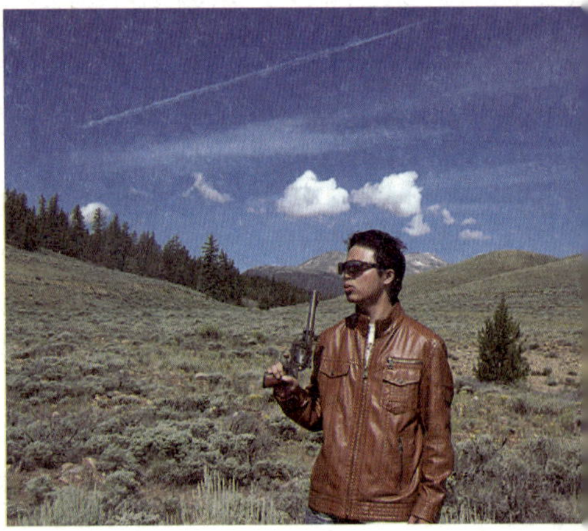
“没有硝烟的战争”

中国的科技力量在近年来历次重大疫情应对中再次发挥了令人瞩目的作用。中国科学院武汉病毒研究所石正丽研究员带领的国际研究团队多次赴野外蝙蝠洞采集样本，深入开展了 SARS 溯源研究。2005 年，团队发现蝙蝠是 SARS 样冠状病毒自然宿主。2013 年，他们分离到一株与 SARS 病毒高度同源的冠状病毒 WIVI，又进一步证实了中华菊头蝠是 SARS 病毒的源头，为人类了解并防范这一致命病毒做出了巨大贡献。

中国科学院微生物研究所高福研究员带领的研究团队 2013 年阐明了 MERS 病毒侵入宿主细胞的机制，并于 2014 年推测认为该病毒或起源于一种蝙蝠冠状病毒，而骆驼则是其中间宿主。在这些研究基础上，科学家们还开发出了治疗性抗体，目前已在小鼠模型实验中发现能有效清除病毒。

2015 年，复旦大学基础医学院姜世勃教授团队联合研发了对

MERS病毒具有高抑制活性的全人源单克隆抗体，动物实验非常有效，成为目前针对MERS病毒最好的候选治疗药物之一。该团队2012年就开始关注MERS病毒发展，当时该病毒全球受感染者只有9人。该团队通过对MERS-CoV的结构研究，终于发现一种可抵抗该病毒的高效多肽抑制剂。

（四）“新非典”

2013年的11月，红海之濒的一片一望无垠的大沙漠中，被称为“红海新娘”的城市沙特阿拉伯吉达市(Jeddah，Saudi Arabia)笼罩在黄色的基调中，点缀着丝丝绿意。这里有一只骆驼“感冒”了，不断地流鼻涕。它的主人用被蒸汽熏过的湿布反复擦拭，希望能治好它。一周后，主人也出现流鼻涕且不断咳嗽的症状，15天后病情加剧不治身亡。

后来的事实证明，那头可怜的骆驼因感染MERS-CoV而出现病毒性“感冒”。也正是这个病毒，在4个半星期后夺去了它主人的生命。这是第72例记录在案的MERS受害者。

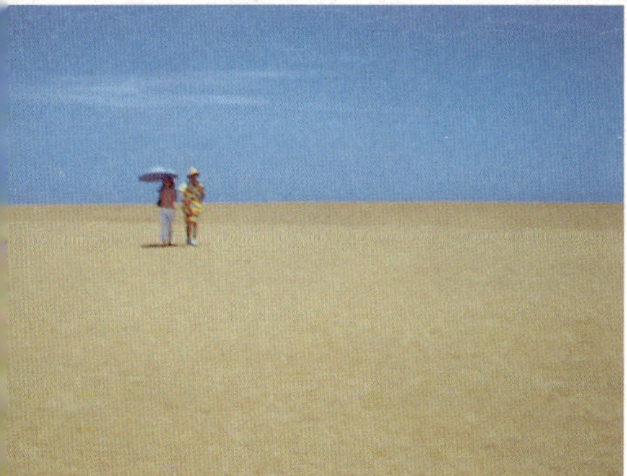

中东沙漠

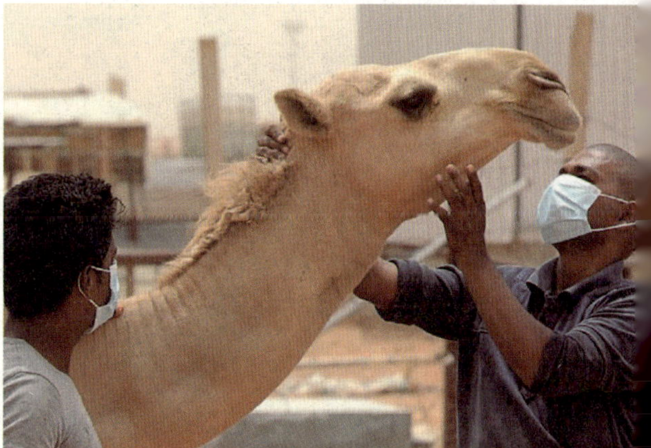

中东骆驼

2012 年 3 月，两名约旦(The Hashemite Kingdom of Jorda)医务人员在出现呼吸道症状后相继死亡。同年 6 月，一位 60 岁的沙特阿拉伯男子发病，在入院几天后即死于肺衰竭和肾功能衰竭。这名患者的血液标本在荷兰鹿特丹伊拉斯姆斯大学医学中心(Erasmus Medical Center)被分离出新型冠状病毒，即 MERS 病毒。

在对此前保存下来的约旦医务人员的血样进行检验、对比之后，人们发现，他们也是死于 MERS 病毒感染。有鉴于此，当前已被发现的 MERS 病例应最早出现于 2012 年 3 月。

自此，这种仅有几纳米大小，球形钉刺病毒，开始渐渐在世界蔓延。截至 2015 年 6 月 1 日，世界卫生组织共通报了 1 134 个确诊的 MERS-CoV 感染病例，其中至少包括 427 个死亡病例。这些病例大多出现在阿拉伯半岛(Arabian Peninsula)，也有的发生在远离中东的 20 多个国家和地区，包括法国、马来西亚(Malaysia)等国，甚至还有美国印第安纳州。

2014 年 4 月，一位曾在沙特阿拉伯医疗机构工作的美国居民前往明斯特(Munster)的社区医院急诊室就医。在医生和护士的悉心照料下，其得以康复出院。2015 年 5 月，该病毒由一名在巴林进行农作物种植的韩国人从卡塔尔(The State of Qatar)带入韩国。

在 20 世纪 60 年代，冠状病毒(coronavirus)被英国(The United Kingdom of Great Britain and Northern Ireland)科学家分离出来，此类病毒的名称来源于其表面“冠状”的突起物。

冠状病毒可能与包括人、猪、猫、狗、鼠和鸡等生物的呼吸系统感染相关。MERS-CoV 是第 6 种已被发现的人类冠状病毒，同时也是 10 年来被科学家分离出来的第 3 种。引起“非典”的 SARS-CoV 也属冠状病毒科。通过分析 MERS 与 SARS 的基因组序列，它们的基因组相似性约为 55%，所以 MERS 还被称之为“新非典”。

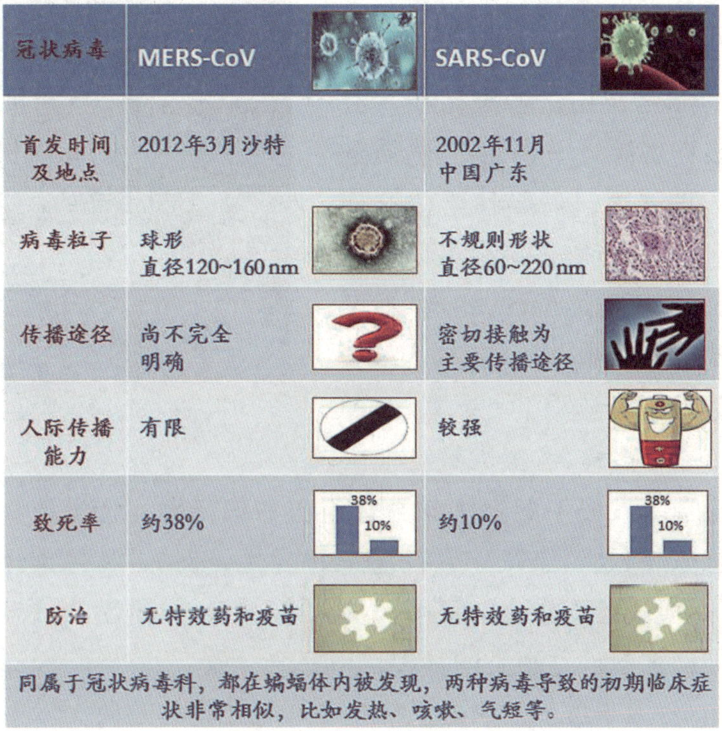

冠状病毒	MERS-CoV	SARS-CoV
首发时间及地点	2012年3月沙特	2002年11月 中国广东
病毒粒子	球形 直径120~160 nm	不规则形状 直径60~220 nm
传播途径	尚不完全明确	密切接触为主要传播途径
人际传播能力	有限	较强
致死率	约38%	约10%
防治	无特效药和疫苗	无特效药和疫苗
同属于冠状病毒科，都在蝙蝠体内被发现，两种病毒导致的初期临床症状非常相似，比如发热、咳嗽、气短等。		

MERS 和 SARS 比较

（五）跨种传播之“门”

传染病之于人类有着极大神秘感和不可预知性：人类究竟是如何被它感染的，又是如何传染给其他人的呢？

据世界动物卫生组织公报显示，由病毒感染引起的人类疾病，约有 60%来自动物。动物王国拥有向宠物、牲畜和人类传播病毒的悠久历史——通常通过唾液或排泄物。艾滋病大概是其中最著名的，从黑猩猩传到人类；SARS 和 MERS 也均为动物源性，通过跨种传播而感染人。动物病毒究竟为什么可以感染人？

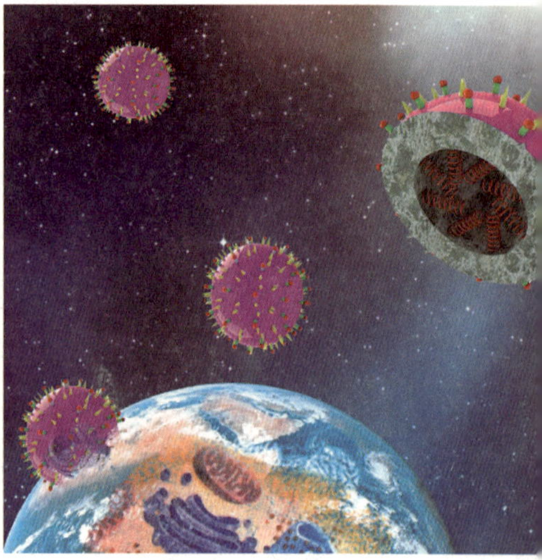

地球与病毒

病毒侵入宿主的第一步是病毒表面蛋白与宿主细胞表面特异性受体之间的相互作用。宿主比如人类的细胞表面就像是一堵“墙”，物质进入“墙”内需要通过特异性受体这样一道“门”，而病毒表面蛋白可以视为一把“钥匙”，正确匹配的“钥匙”即可打开“门”进入细胞。

因为宿主细胞“门”（受体）的种类和分布非常多样，在很大程度上决定了病毒选择入侵不同宿主和身体组织的偏好性。特定的病毒都有特定的抗原“钥匙”，来决定它的感染特异性。例如，马传染性贫血病毒感染马，而一般不会感染猪等；牛痘可以感染牛，但对人致病性却不强。不同型别的病毒感染的物种也不完全一致。

但如今，愈来愈多的病毒疾病出现跨种传播的迹象。

病毒出现跨种传播主要有两个原因：一方面是病毒变异导致的结果，因地球环境不断发生变化，适者生存，导致病毒也要不断地进化，发生突变来适应环境；另一方面是由于人为的原因，我们人类活动的范围越来越大，占据了很多原本属于动物的生存空间，人与动物的接触也越来越频繁，它们携带的原来与人类无关的细菌和病毒，也只得寻找新宿主。从而导致病毒拥有新的“钥匙”，可以打开之前不能打开的“门”。

就 MERS-CoV 而言，早前的研究相信，骆驼是病毒的宿主。一千年以来，骆驼被中东居民当作运输工具和肉类、奶类、兽皮的主要来源。然而，越来越多的研究证明，蝙蝠才是 MERS 冠状病毒的终极宿主。科学家推断 MERS 病毒是由蝙蝠传给单峰骆驼的。作为中间宿主，单峰骆驼可能在 MERS 病毒传播中扮演着“帮凶”的角色。

第四章

魔神家族

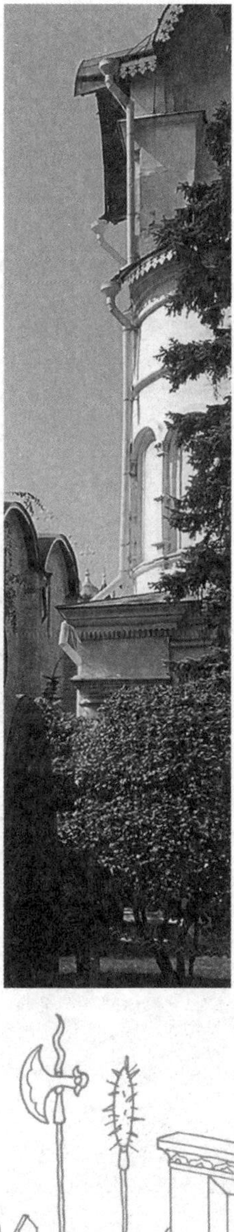

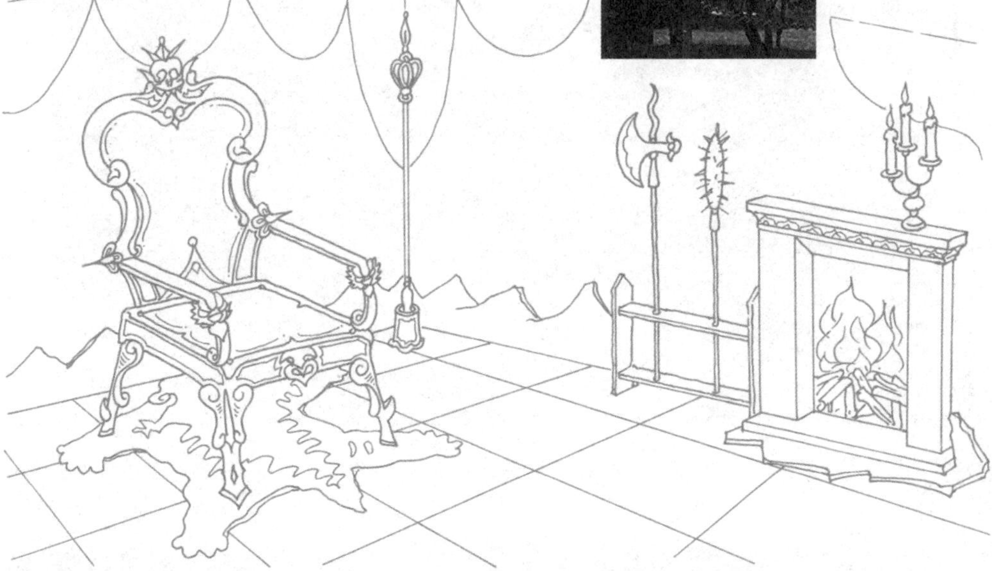

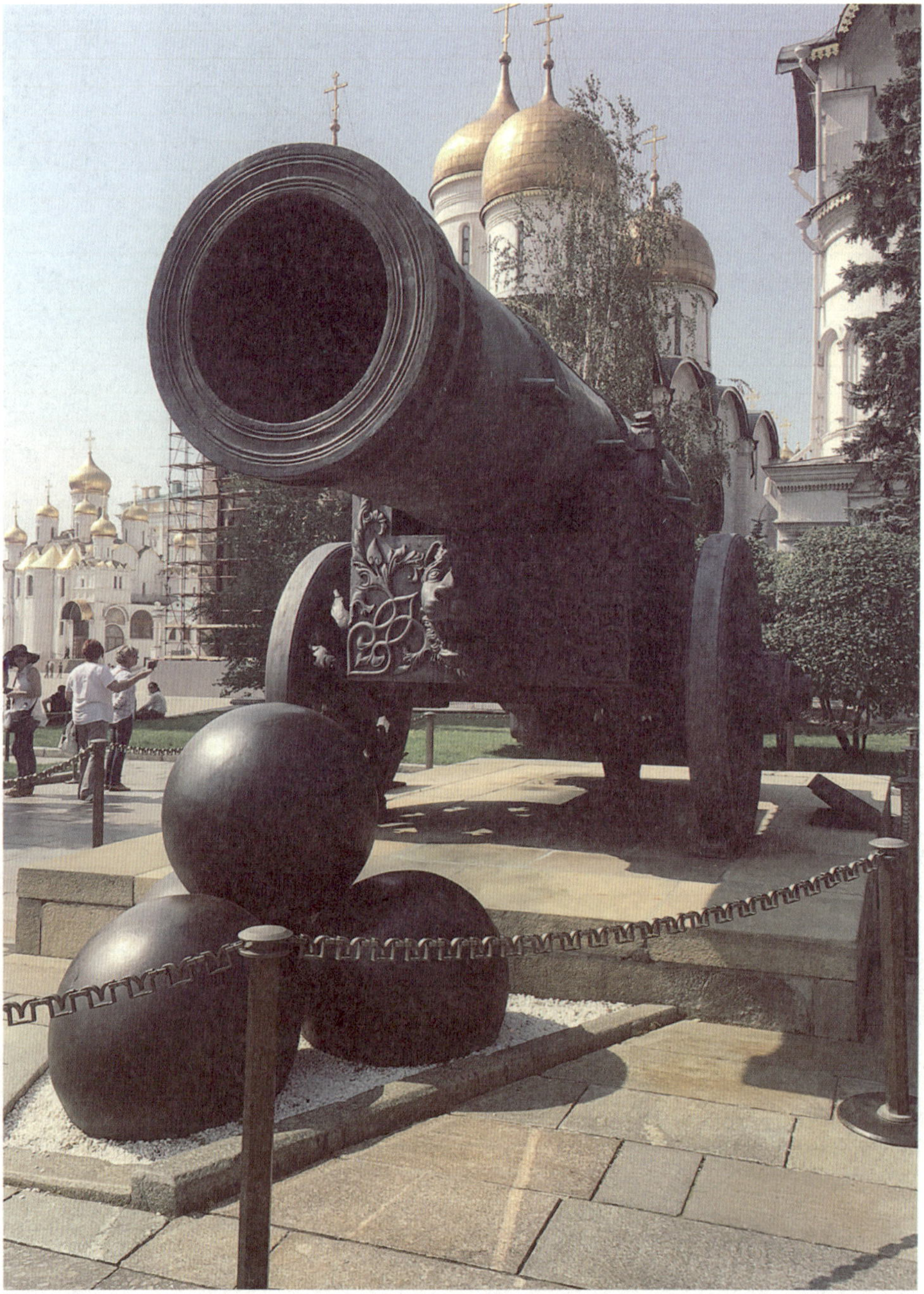

（一）烈性病毒

“保护伞”（Umbrella）公司的生物工程实验室——“蜂巢”（Hive）里，一名保安试图盗窃 T 病毒（tyrant-virus）出售。他偷走病毒时不慎丢下一管病毒在地上，导致整个研究所的人员暴露在 T 病毒下。感染的人虽然不会死亡，但是却产生可怕的病变，变成嗜血成性、见人就咬的僵尸，被咬过的人也会感染这种病毒，也变成嗜血僵尸。昔日车水马龙的繁荣城市生灵涂炭，到处都是咬人、杀人的僵尸。通信中断、交通瘫痪、商店无人营业，事态已失去控制。为了杜绝在全美、全世界暴发病毒，浣熊市被从美国版图中抹去，10 万人在此役中死亡。

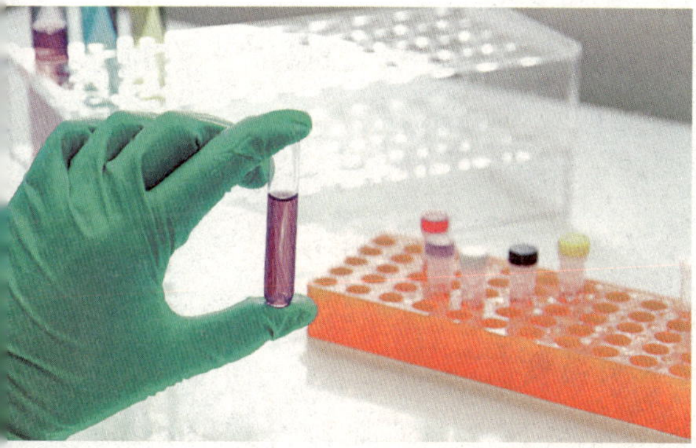

虚拟的 T 病毒

这一虚构的故事来自电影《生化危机》。

2014 年，英国的科学家就预测，全世界在未来 5 年里正面临新疫潮来袭的威胁，该疫潮来源于人类和其他动物的“共通病”，或成为影响人类生存的“末日病毒”。在人类发展的文明史中，我们不断受到传染病的侵扰。就某种程度而言，一部人类发展的文明史，也是一部人类与传染病的战争史。

侵入宿主后短时间内即开始增殖并引起宿主细胞死亡的病毒称为烈性病毒。烈性病毒可引发烈性传染病，后者是指在未采取防制措施的情况下，传播速度快、流行范围广、发病率和死亡率高的一类疫病，如非典、高致病流感、狂犬病等。

烈性传染病是威胁人类生命的最可怕、最不可控制的灾难之一，给整个社会带来了严重影响，甚至多次导致世界格局的改变。如1918年暴发的西班牙型流行性感冒，是人类有史以来所遭遇的最致命的传染病，1918～1919年间曾引发全球约10亿人遭受感染，其中2 500万～4 000万人因病死亡，而当时全球人口仅约17亿人。

2004年2月13日，英国《焦点》(Focus)月刊发表文章《病毒：看不见的敌人》，科学家总结和披露了6种最可怕的病毒，其中埃博拉病毒名列首位。

（二）马尔堡病毒

德国的马尔堡(Marburg)是一座位于法兰克福(Frankfurt)北方的小镇。1967年8月，马尔堡的一个实验室里的工作人员忽然出现发烧、腹泻、呕吐、大出血、休克和循环系统衰竭等症状，打破了小镇的宁静。当地的病毒学家迅速开始找寻原因。

值得注意的是，该症状也在法兰克福和南斯拉夫(Yugoslavia)的首都贝尔格莱德(Belgrade)的另两个实验室工作人员中出现，共计有37人感染，其中有25%的人死亡。这三个实验室都曾使用过来源于乌干达(Uganda)的猴子以研究脊髓灰质炎疫苗等。

三个月之后，德国的专家才发现这是一种外形如蛇行棒状的、危险的、由猴子传染给人类的新病毒。这就是与埃博拉病毒同属一个家族的马尔堡病毒(Marburg virus)，这两种病毒引发的疾病在临床上较为相似，它们都属于罕见病，而且会导致病死率极高的大型疫情。

马尔堡病毒是首个被发现的线状病毒，其结构与埃博拉几乎一样，形似丝线。该病毒可通过人类体液，包括血液、排泄物、唾液及呕吐物而进行传播。

马尔堡病毒具有高度传染性和致命性，目前尚未有针对此种病毒的有效疫苗或治疗方法。其发病症状为高烧、腹泻、呕吐，甚至身体各孔穴大量出血，通常病发后1周死亡。马尔堡出血热疾病的潜伏期为2～21天，疫情期间的病死率为24%～88%。

最初，人类因长期接触有大量北非果蝠群落栖息的矿山或者洞穴而感染马尔堡病毒。该病毒由果蝠传给人类，随后通过人际间传播逐渐在人类之间蔓延开来。

人际间传播主要是由于人类与患者的血液、分泌物、器官和其他体液进行密切接触而引起的。其中值得注意的是，哀悼者在死者的丧礼上与其尸体进行的直接接触对马尔堡病毒的传播具有重大作用。

（三）拉沙热病毒

拉沙热病毒(Lassa fever virus)也是个残酷的“杀手”。1969年，有位在尼日利亚一所教会医院工作的美国护士被拉沙热病毒所感染，该病毒首次引起了人们的关注。

为了确定该病毒的源头和天然宿主，科学家们再次展开搜寻。随后，在拉沙热流行的村庄内外，他们一共捕捉了640只动物，其中包括家鼠、田鼠、蝙蝠等。科学家们收集了这些动物的血液，并摘除它们的组织，随后用液氮予以保存运送至美国疾病控制中心(Centers for Disease Control and Prevention，CDC)进行检验。

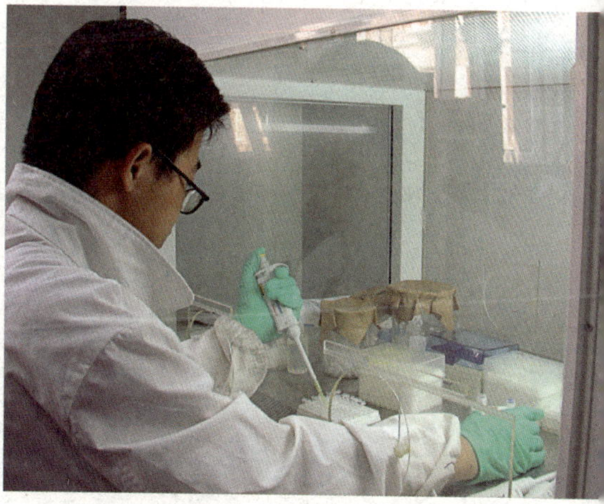
研究人员进行实验

最终，结果显示其中有一种西非常见棕鼠的血液呈阳性。有一位研究人员接触到了这种棕鼠的尿液，结果于两周后因拉沙热而死亡。如今，在西非，拉沙热是一种地方性急性出血热，平均每年导致 5 000 人死亡。

拉沙热病毒颗粒呈圆形等多种形态，病毒包膜表面有 T 形突起，是沙粒病毒科沙粒病毒属成员。病毒粒子内部通常含有电子致密颗粒，沙粒病毒由此而得名。

因为拉沙热属于人畜共患病，所以人会因为与受到感染的动物相接触而被感染。拉沙热病毒的动物宿主为鼠属的多乳鼠（*Mastomys natalensis*）。这种老鼠属于啮齿类动物，繁殖迅速，分布在东、西、中部非洲大草原和森林。

拉沙热主要是经由被该病毒感染的老鼠的排泄物所附着的物体表面（如地板、床、食物等）而进行传播。此外，还经由直接与患者接触，或经患者血液、体液的污染而引发的人际传染。

拉沙热主要发生在非洲西部，属于尼日利亚（Nigeria）至塞拉利昂（Sierra Leone）一带的地方性传染病。然而，由于传播病毒的啮齿类动物种类遍及非洲西部，每年在西非被拉沙热病毒感染的病例数大约有 10 万～30 万人，其中约有 5 000 人因感染该病毒而死亡。在塞拉利昂及尼日利亚的一些地区，到医院就医的患者中约有 10%～16% 有拉沙热病。

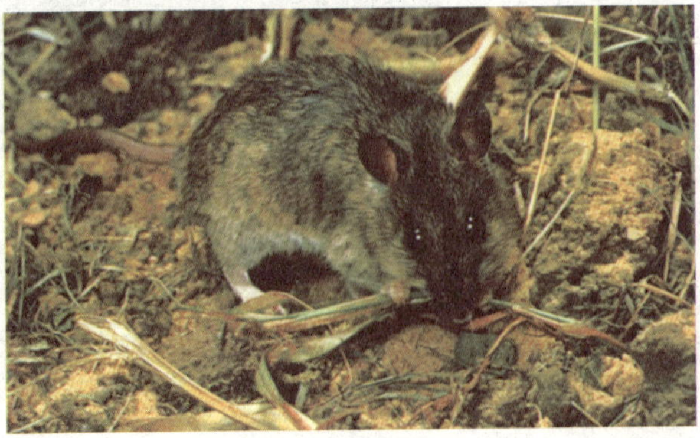

多乳鼠

该病毒拥有极高的致死率，可高达 50%，通常致命病例在发病 14 天内将死亡。

（四）克里米亚-刚果出血热病毒

克里米亚-刚果出血热是布尼亚病毒科家族的由蜱传病毒的克里米亚-刚果出血热病毒(Crimean-Congo hemorrhagic fever virus, CCHFV)所引起的烈性传染病。

该病最早于1944年在克里米亚被发现,1969年在刚果暴发的出血热的病原体也被确认为该病毒,因此之后将其称为克里米亚-刚果出血热病毒。1965年,该病毒首先在我国新疆巴楚地区被发现,因此我国最早将其称为新疆出血热病毒。

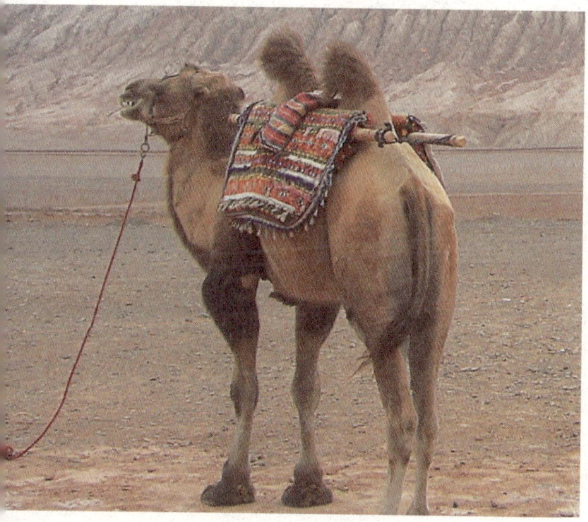

骆驼

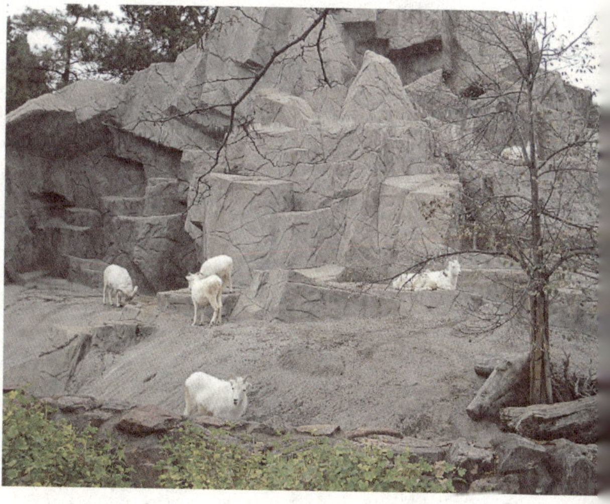

山羊

克里米亚-刚果出血热病毒呈圆形或椭圆形,其外部有一层囊膜。该病毒的传染源主要为疫区的绵羊和塔里木兔,此外还有山羊、牛、马、骆驼、野兔、狐狸和急性期病人。

该病的主要传播媒介是亚洲璃眼蜱(*Hyatomma asiaticum*)。大部分的蜱存在于胡杨树下的树枝落叶里,通过叮咬人和动物来传播该病。CCHFV 病毒经蜱卵传代，通过蜱虫叮咬或与被感染动物的血液或组织进行接触而对人类传播。此外，与带毒的羊血或急性期患者的血液相接触，摄入被病毒污染的食物同样会被该病毒感染。

克里米亚-刚果出血热病毒会造成严重病毒性出血热疫情，病死率可高达 40%，死亡常发生于发病的第二周。该病毒主要通过蜱虫和家畜传播给人类。接触感染者的血液、分泌物、器官或其他体液，可造成人际传播。克里米亚-刚果出血热在很多地区流行，如非洲、巴尔干地区、中东和北纬 50 度以南的亚洲等。

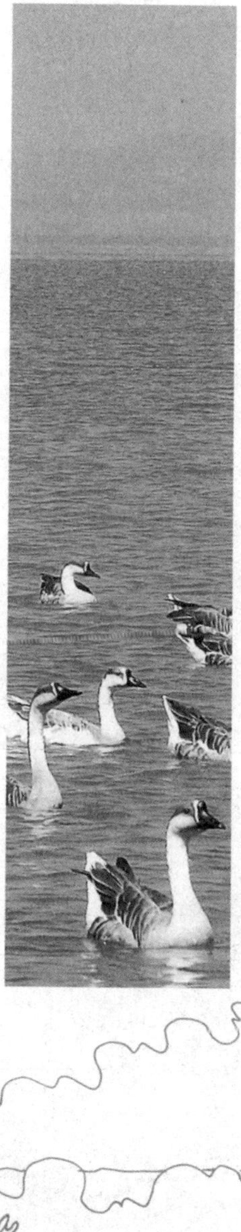

第五章 雾影秃鹰

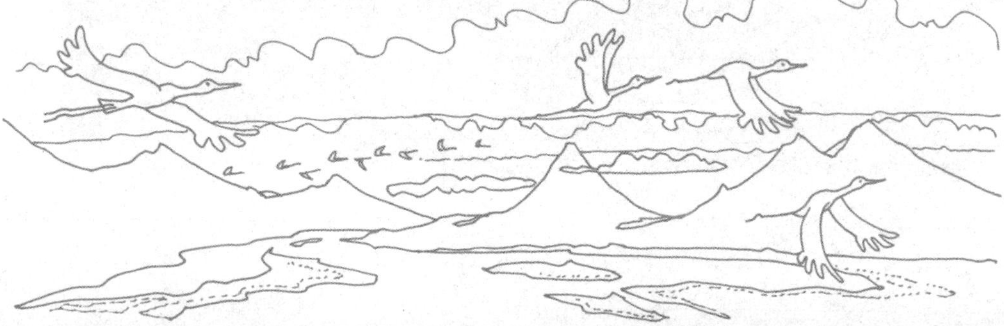

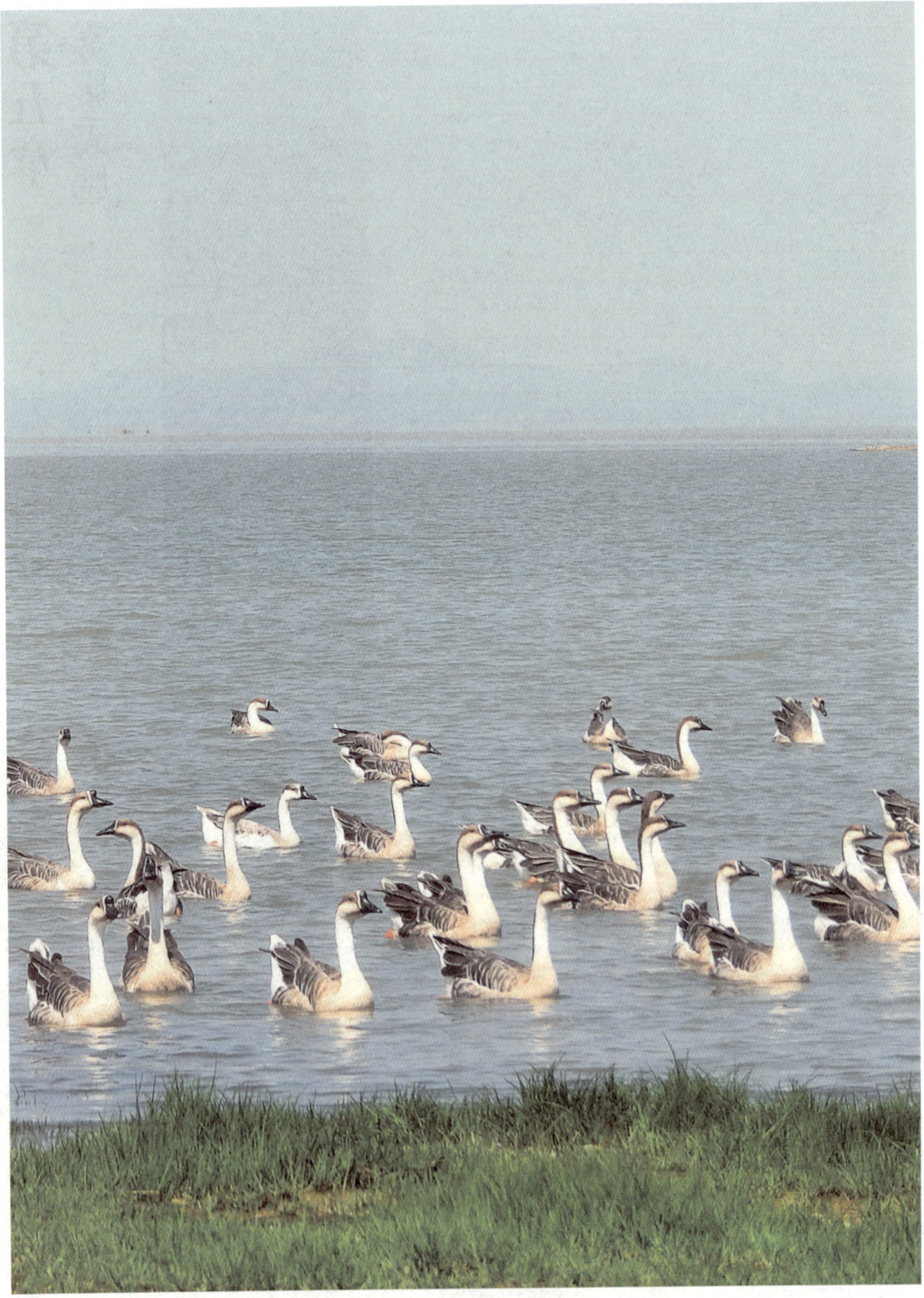

（一）全球威胁

在1980年10月至1981年5月间，美国加利福尼亚州洛杉矶(Los Angeles，California)的三所医院里，有5名男性被诊断患有卡式肺囊虫性肺炎，并接受了治疗。然而不久，其中两名患者相继死亡。

根据检验结果显示，这5名病人均曾患或现患有巨细胞病毒和黏膜病毒感染。此外，对这些患者的观察表明，他们的细胞免疫功能似乎都有缺损，即使是一般接触都可能感染病毒或其他病原体。

以上事件为美国疾病控制与预防中心通报的全世界第一个艾滋病病毒感染案例。由于这种严重致死性疾病的突然出现，并已由美国迅速传播至欧洲大陆，引起了国际社会的高度关注。

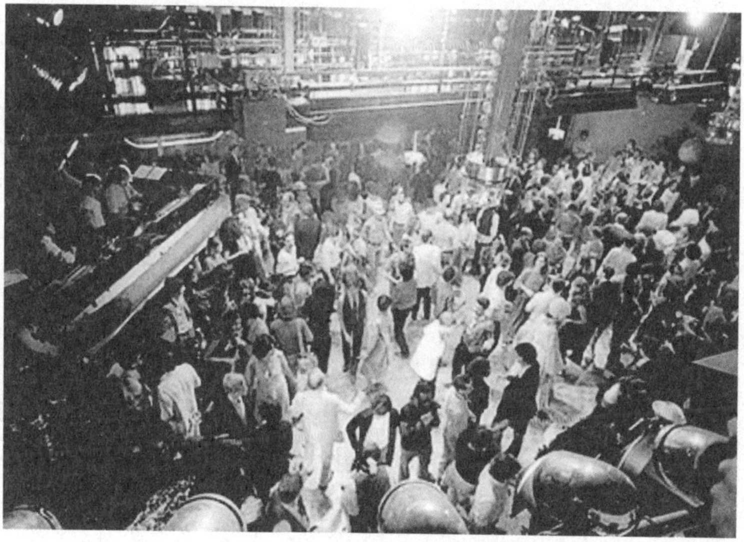

20世纪70～80年代的欧美社会

1983年，法国巴斯德研究所肿瘤病毒研究室主任蒙塔尼亚教授(Luc Montagnier)第一次对一例患有持续性全身淋巴结病综合征的男性同性恋者肿大的淋巴结组织作体外细胞培养，在电镜下他发现了一种类似于逆转录酶的病毒，经证实其为一种新发现的病毒，便命名为淋巴结病相关病毒(lymphadenopathy associated virus，LAV)。

1984年，美国国立卫生研究院肿瘤研究所罗伯特·盖洛教授(Robert C. Gallo)从艾滋病患者周围淋巴细胞中分离到一株新病毒，并将其命名为人类嗜T细胞病毒III(human T-cell lymphotropic virus，HTLV-III)。随后，美国旧金山加州大学的里维教授也从艾滋病患者分离到一株病毒，此病毒被命名为艾滋病相关病毒。

因为上述三种病毒在形态、核酸序列、蛋白结构及细胞嗜性等方面完全一致，1986年6月，国际微生物协会及病毒分类学会将该病毒统一命名为人类免疫缺陷病毒(human immunodeficiency virus，HIV)，或艾滋病病毒。

从此以后，人类就开始了与这种传染病的艰难斗争。

据联合国艾滋病规划署和世界卫生组织统计的数据，自1981年被首次证实，艾滋病已导致超过3 900万人死亡，这使其成为有史以来破坏力最大的流行病之一。据统计，截至2014年年底，全世界约有3 690万人携带艾滋病病毒，2014年因艾滋病死亡人数高达120万。

艾滋病被认为来源于非洲，该地的黑猩猩和猿携带了一种类似艾滋病病毒，被称为猴免疫缺陷病毒(simian immunodeficiency virus，SIV)。科学家们认为，这种疾病最初是由非洲中部的野生黑猩猩传播给人类的。当前的理论推测，人类是由于捕杀或食用了被艾滋病感染的黑猩猩而被传染上该病的。

目前，医学界仍未有可以治愈艾滋病的方法。当今在全球范围内，没有任何国家能躲过艾滋病的威胁。该病的不断扩散给世界各个国家的经济、社会、文化等造成巨大损失，其已成为整个人类社会共同面对的严重威胁。此外，在过去，艾滋病通常由于其血液传播等途径与社会丑恶现象相联系,感染艾滋病的病人往往受到社会的排斥和歧视。

通过在全球范围内普及艾滋病及其传播和防控知识,人们对艾滋病病人的态度也逐渐由排斥转为关爱。为提高社会对艾滋病的关注和认识,1988 年 1 月,世界卫生组织把每年的 12 月 1 日定为世界艾滋病日。世界艾滋病日的标志是红丝带,象征着全世界人民紧紧联系在一起,共同抗击艾滋病。

(二)都是野鸟惹的祸?

一名来自江苏盐城的上海摊贩感染 H7N9 禽流感病毒。2013 年 2 月 27 日,他开始感觉不适,12 天后便因呼吸衰竭而死亡。2005 年 5 月的"H5N1"病毒仍让人心有不安时,这个被称为"H7N9"禽流感病毒又开始肆虐,人们的健康和生活受到严重影响。

H7N9 型禽流感(H7N9 avian influenza)是一种由新型的 H7N9 禽流感病毒引起的人类疾病。中国国家卫生和计划生育委员会于 2013 年 3 月 31 日通报,H7N9 禽流感在我国上海、安徽两地出现了全球首次由禽类感染给人的病例。随后的两个月内,全国 10 个省市、39 个地市相继报告出现 H7N9 感染患者,疫情传播非常之快。

截至该年 5 月 31 日,中国内地共报告 H7N9 型禽流感确诊病例 131 例,死亡 39 人,死亡率 30%,重症率近 80%,远高于"非典"7%的死亡率和 30%的重症率。突如其来的"禽疫",刺激着人们脆弱的神经,在这个本应春暖花开的时节里惶恐不安。

随着各地感染 H7N9 病例数量不断上升,公众的消费恐惧愈加弥漫。谣言四起,人们"谈鸡色变",全国多地"全城杀鸡",长三角地区,如上海、南京、苏州、镇江、无锡相继叫停活禽交易。家禽被焚烧或掩埋、种鸡苗被处理。昔日的"板蓝根法宝"重现江湖,全国多地断货。

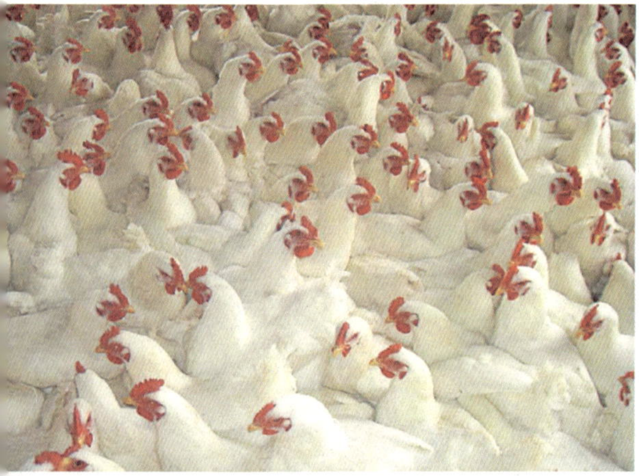

家禽

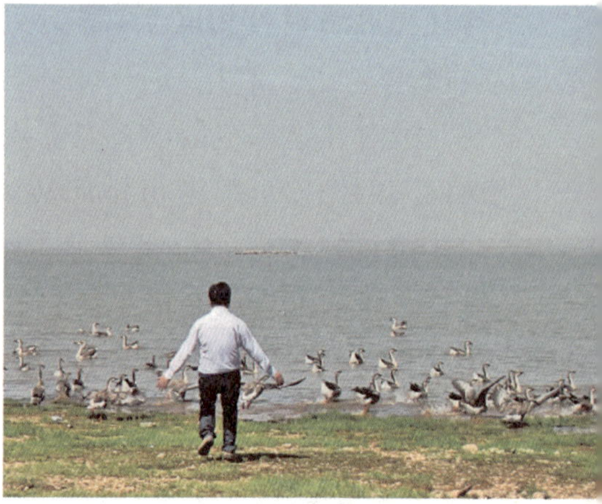

野鸟

据统计，2013 年 4 月以后的两个月间，受 H7N9 禽流感的影响，中国家禽养殖产业所遭受的损失已超过 400 亿元，几乎每天损失 10 亿元。

自 1931 年流感病毒的蛛丝马迹被病毒学家理查德·萧普(Richard Shope)发现以来，人们随后发现的流感病毒家族成员已超过百种。禽流感为一种由禽流感病毒导致的动物传染性疾病，一般出现于禽鸟中，也会发生于哺乳类动物中，如猪、马、海豹和鲸鱼等。

进入近现代以来，1918 年的 H1N1，1957 年的 H2N2 和 1968 年的 H3N2 病毒，这些造成流感全球性大流行的病毒均来源于禽鸟。其中尤其值得注意的是，1918 年，被称为“西班牙小姐”(Spanish Lady)的 H1N1 病毒毁灭性地肆虐全球，世界范围内有 2 500 万～4 000 万人因其而死亡，该病毒至今仍是世界各国的梦魇。

在 1968 年后，流感似乎放慢了“杀人”的步伐，也正因为此，禽流感一直未引起各界的关注。然而，1998 年中国香港暴发的一次人感染 H5N1 禽流感的小型疫情让人们嗅到了一丝不祥的气息。H5N1 病毒于 2003 年再次肆虐东亚和南亚等国，泰国、日本、韩国、印度尼西亚、老挝、中国和巴基斯坦均受到影响，最终导致数十人身亡，死亡率高达 75%。

上述现象与数据均为 H5N1 禽流感病毒发生了突变，其毒性随之增强，宿主范围进一步扩大一说提供了科学支持。

而在 2013 年中国长江三角洲暴发的 H7N9 疫情中，除一名四岁的患病儿童病愈之外，数人因病死亡。中国科学院微生物研究所研究成果显示，新型 H7N9 型禽流感病毒基因可能来自于欧亚大陆迁徙至东亚地区的燕雀（*Fringilla montifringilla*）等野鸟所携带的禽流感病毒和中国上海、浙江、江苏等地的鸭群和鸡群所携带禽流感病毒发生的基因重配。

这是全球首次出现 H7N9 亚型禽流感没有通过中间宿主，而直接感染人类的情况。

（三）新发之疫，“来势汹汹”

近 30 年来，由疯牛病、非典、禽流感等新发现的新种或新型病原微生物引起的一波又一波传染病疫情汹涌地冲击着人们的生活。近十年来，我国每一两年就会出现一种新发传染病。

新发传染病（emerging infectious diseases）包括新种或新型病原微生物引发的传染病以及一些原已得到基本控制且已不再构成公共卫生问题，但近年来又重新发生和流行的传染病。它的种类极其繁多。20 世纪 70 年代以来，除某些年份以外，均会发现一种以上的新发传染病，至今已超过 40 种。

此外，新发传染病病原微生物的种类非常复杂，包括病毒、细菌、立克次体、衣原体、螺旋体及寄生虫等。发现于 1976 年的肾综合征出血热如今已遍布 4 大洲的 40 多个国家，导致的患者人数大约有 150 万例；英国于 1996 年首次宣布疯牛病（bovine spongiform encephalopathy，BSE）可通过食物而传染人；暴发于 1992 年的 O139 霍乱来势汹汹，在 1993 年 1～4 月就造成孟加拉南部 107 297 人发病。

新发传染病常来势凶猛，传播速度快、范围广。雪上加霜是，新发传染病病原种类多且不易确定，人们难以对疫情进行预测或很快找到有效的预防和诊治方法，再加上人群对突现的新发传染病没有建立免疫力，所以如今新发传染病已成为世界各国需共同面对的公共卫生问题，其对人类社会和经济构成严重威胁。

比如，艾滋病被称为“世纪瘟疫”；在非洲，埃博拉出血热因其超强的传染性和极高的致死率而获名“死亡天使”；在英国发生的疯牛病已使约 20 万头牛遭受感染，而与疯牛病相关的死亡率极高的人类新型克雅氏病（new variant Creutzfeldt-Jakob disease，nvCJD）更是引发了全球性危机，震撼了整个国际社会。

此外，在一些国家和地区，军团菌病（legionnaires' disease）和禽流感等都曾出现较大规模的暴发或流行，给当地社会造成了严重的危害和影响。其中，1976 年美国费城（Philadelphia）退伍军人协会会员中曾暴发急性发热性呼吸道疾病，是军团菌病已知的首次暴发，共造成 221 人感染，34 人死亡。此后，军团病在全球共发生过 50 多次。2015 年 7 月，军团菌病在纽约布朗克斯区（The Bronx）暴发，三周内导致 7 人死亡。

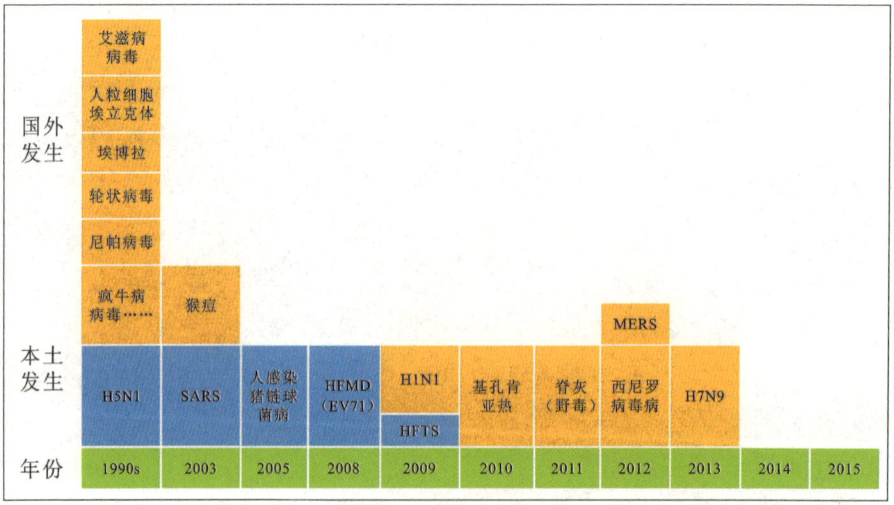

新发传染病首次出现年份图

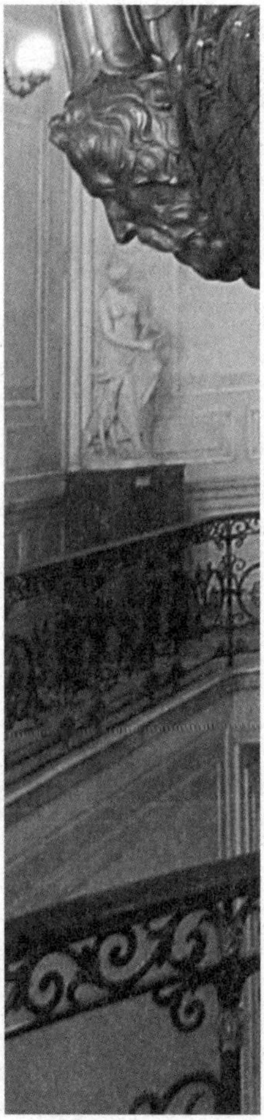

第六章
万代破冰之修罗

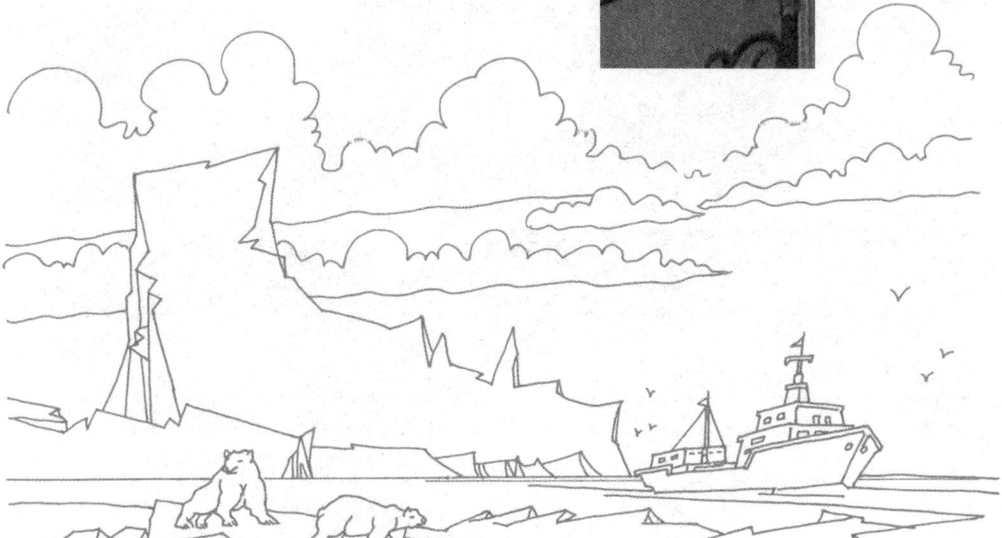

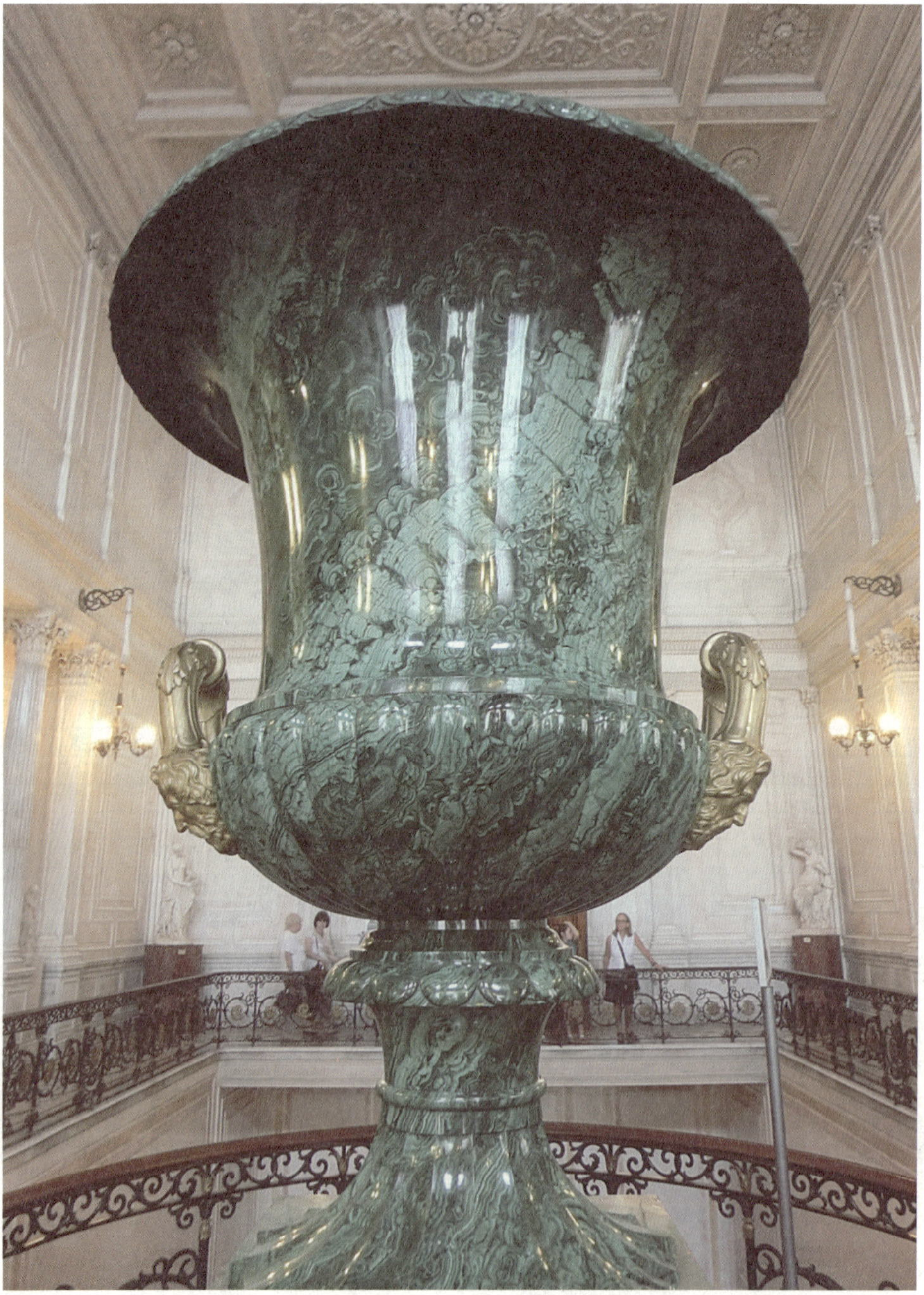

（一）远古病毒“复活”

2012年，在西伯利亚（Siberia）东北部下科雷马河沿岸，俄罗斯（Russia）和美国的科学家发现了70多个古松鼠洞，洞中藏有多种古植物的种子。这些洞和远古哺乳动物，如猛犸、毛犀牛等的骨骸处于同一时期的永冻层，科学家们推断这些种子来自于3万年前，并对它们进行了精心培育，不仅让它们“复活”了，甚至还培养出完整的草本植物。

在听说埋藏于西伯利亚永久冻土中长达3万年之久的古老植物复活后，法国微生物学家让·米歇尔·克拉维莱（Jean-Michel Claverie）和尚塔尔·阿贝热尔（Chantal Abergel）夫妇产生了一个设想：“若能使一种植物复活，那病毒是否也能从冻土中复活呢？”

他们的研究团队在2003年和2013年分别发现了“拟菌病毒”和“潘多拉病毒”（Pandoravirus）。之前，被发现的病毒大小一般只在10～500 nm（纳米）。但是，当观察到直径达1 μm（微米，即1 000 nm）的“潘多拉病毒”时，科学家们都震惊不已。

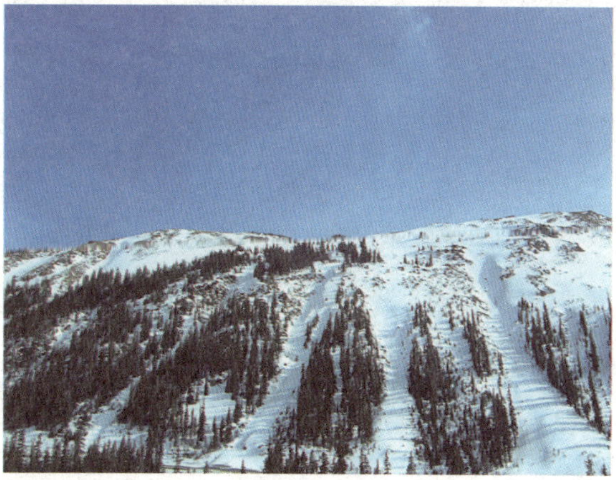

冰雪的世界

当时“潘多拉病毒”是有史以来世界上发现的最大的病毒，只拥有6%的与其他生物类似的基因。这让科学家们百思不解，有些甚至猜测这一病毒来自远古时代，甚至可能来源于火星等其他星球，这也是该病毒被称为“潘多拉病毒”的缘故。

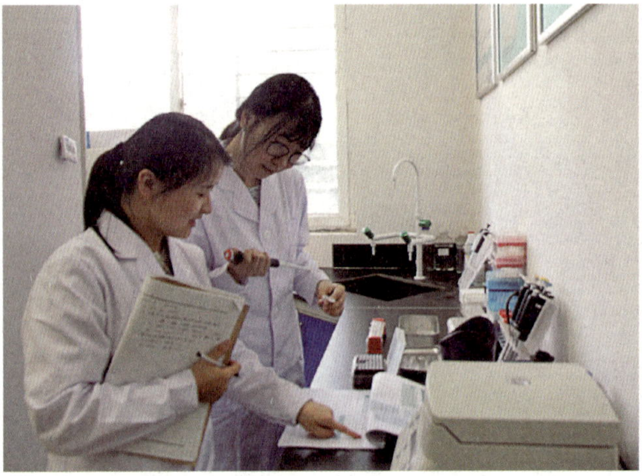

生物实验

该团队的研究人员将一些地下30～40 m处的冰层样本采集带回实验室，想判断冰水里是否存在能够导致感染的病毒。实验过程中他们发现了一些形状像橄榄球一样瘦长的颗粒，此为一种新型巨型病毒，而其生存时期正是史前人类尼安德特人(*Homo neanderthalensis*)灭绝之时的3万多年前。

这种病毒粒子的直径可达至1.5 μm，可在光学显微镜下被直接观察到，与之前发现的巨型病毒纪录保持者潘多拉病毒相比，它还要更大一些，是目前为止被发现的最大病毒。其被科学家命名为西伯利亚阔口罐病毒(*Pithovirus sibericum*，又名陶罐病毒)，由于一端有开口，它在显微镜下看起来像一个细长的罐子。

更令人害怕的是，“西伯利亚阔口罐病毒”具有复制及感染能力。然而，研究人员表示，目前该病毒不会对人和其他哺乳动物产生影响。

这并非科学家首次从冻土里发现病毒。1999年，在格陵兰岛(Greenland)深达2 000 m的地下冰芯样品中，美国的科学家检测到了番茄花叶病毒(tomato mosaic tobamovirus)的影子。因为该病毒具有很强的稳定性，即使是在冰层里埋藏了14万年，其基因组仍能被检测到，这也是迄今为止人类所发现的最古老的病毒基因组痕迹。

（二）诸神的“礼物”

古希腊神话中，普罗米修斯（Prometheus）是泰坦巨神的后代，为使诸神不要向人类提出苛刻的献祭条件，他自以为聪明地蒙骗了天父宙斯（Zeus），却被后者识破。后来，普罗米修斯又想方设法盗走了天火，并偷偷将其交给了人类。

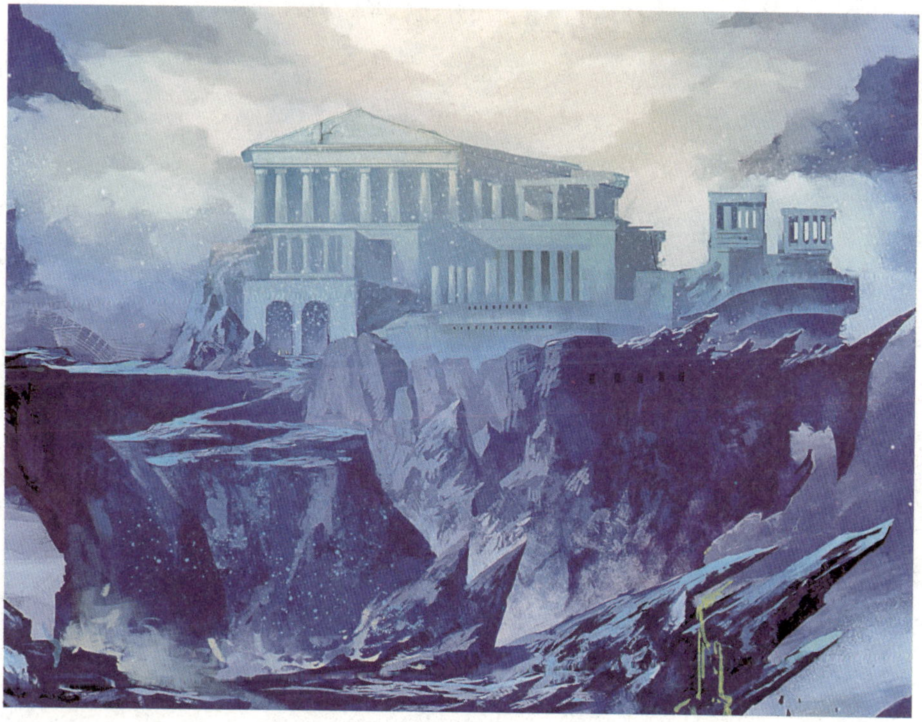

普罗米修斯盗取“天火”

宙斯对他这种肆无忌惮的违抗行为大发雷霆，于是决定报复他，并让灾难降临人间。宙斯命令火神用黏土创造了第一个人类女人，并下令让众神赠予使她更令男人着迷的礼物，比如华丽的金长袍、妩媚与诱惑男人的力量、说谎的天赋……但其中唯独智慧女神雅典娜(Athena)拒绝给予她智慧,所以她的行动都是不经思考的。后来宙斯给这个人类女人赐名为"潘多拉(Pandora)"。

宙斯决定把她作为礼物赠予世间的男子,因此信使将潘多拉送去给普罗米修斯的弟弟厄庇墨透斯(Epimetheus)。她姿容绝美,令世间男子倾心不已。厄庇墨透斯十分高兴地将其迎进屋内。普罗米修斯早就劝告过他,不要接受宙斯的礼物,特别是女人这种危险的尤物;而厄庇墨透斯却已将这一警告抛诸脑后,迎娶了潘多拉。

潘多拉从宙斯那里获得了一个密封的盒子,众神告诫她千万不要打开。反复的叮嘱愈发使她产生了打开盒子的欲望,她想:"普通的一个盒子何必要这么神秘?而且又盖得这么紧,到底为什么呢?"趁厄庇墨透斯外出时,潘多拉悄悄打开了盒子,结果里面并没有潘多拉所期待的东西。

由于所有的恶疾都被关在盒中,在盒子被打开之前,人类免受了灾祸的折磨,生活安静祥和。潘多拉的好奇使灾难与瘟疫逃了出来,从那时起人们日日夜夜遭受灾难的折磨。

此后,"潘多拉的盒子"便被人们用来形容引发灾难的好奇之源。

(三) 打开"潘多拉魔盒"?

"阔口罐病毒"这种能感染变形虫的新型病毒对人体或动物并不产生危害,它拥有约500组基因,尽管远远少于"潘多拉病毒"的基因组数量(1 900～2 500组),但其自我复制模式却更为复杂。因为人类对这种病毒不甚了解,所以有关其起源和进化方面的研究仍难以开展。也正因为存在太多未知,人类发现这些病毒就像打开了潘多拉的盒子,也许又是一个招致灾难和瘟疫的源头。

作为天然的病毒保存箱，永久冻土或冰层能将完整的病毒粒子及其基因组保存相当长的时间。隐藏在这些古老冰层里的病毒家族不仅年代遥远，而且拥有非常繁杂的种类。

2004 年，科学家曾在西伯利亚东北部的墓地里发现了天花病毒基因组。在永久冻土里还曾发现过其他病毒，如各种奇怪的流感病毒、脊髓灰质炎病毒等，其中还有许多至今尚未被查明。

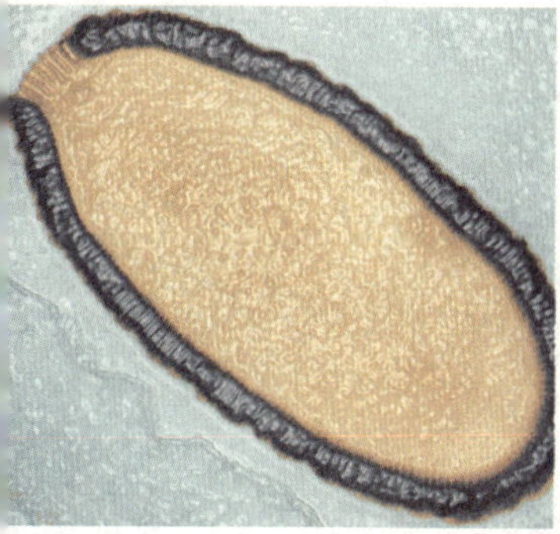

西伯利亚“阔口罐病毒”

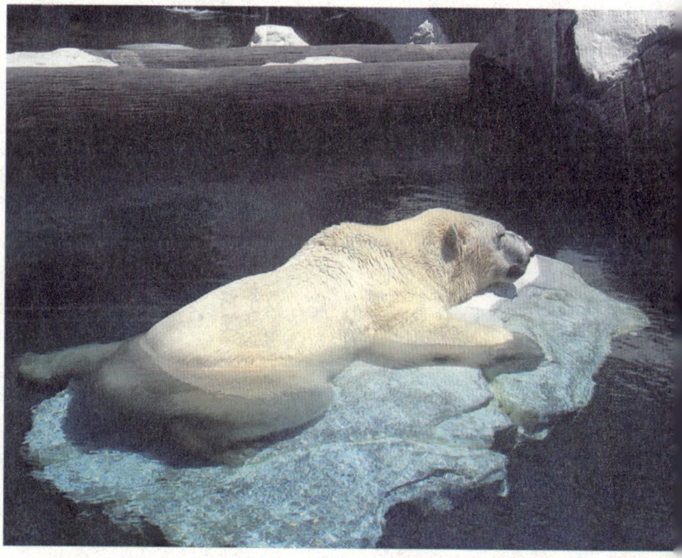

北极熊

科学家们研究保存在永久冻土中的远古病毒，在某种程度上可更深入地探讨生命起源的奥秘。然而，让人感到担忧的是，在北极地区矿业、钻井作业的不断发展以及全球气候逐渐变暖的影响下，埋藏在永久冻土或者冰层中的危险病原体或其基因组片段会被释放出来，远古病毒回至“人间”，为了生存有些可能会进化出“超级病毒”。

由于难以预见到那些已消失几千年的病毒会再次回归人类社会，

人类健康的自我防御机制抵抗这些病毒的能力就很脆弱。在此情形下，一旦暴发传染，就很可能引发大规模的疾病流行，对人类构成难以预测的威胁。

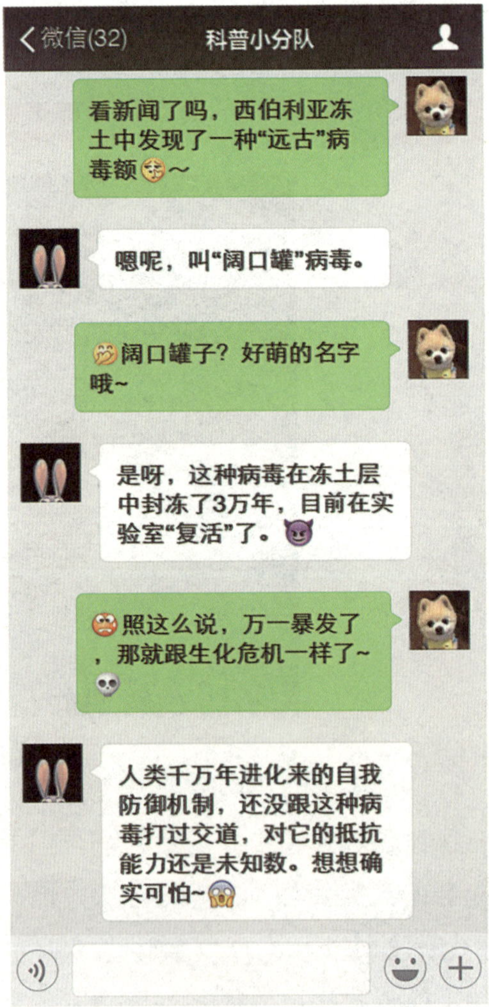
微信(32)
科普小分队
看新闻了吗，西伯利亚冻土中发现了一种“远古”病毒额~
嗯呢，叫“阔口罐”病毒。
阔口罐子？好萌的名字哦~
是呀，这种病毒在冻土层中封冻了3万年，目前在实验室“复活”了。
照这么说，万一暴发了，那就跟生化危机一样了~
人类千万年进化来的自我防御机制，还没跟这种病毒打过交道，对它的抵抗能力还是未知数。想想确实可怕~

已消失几千年的病毒再次回归人类社会

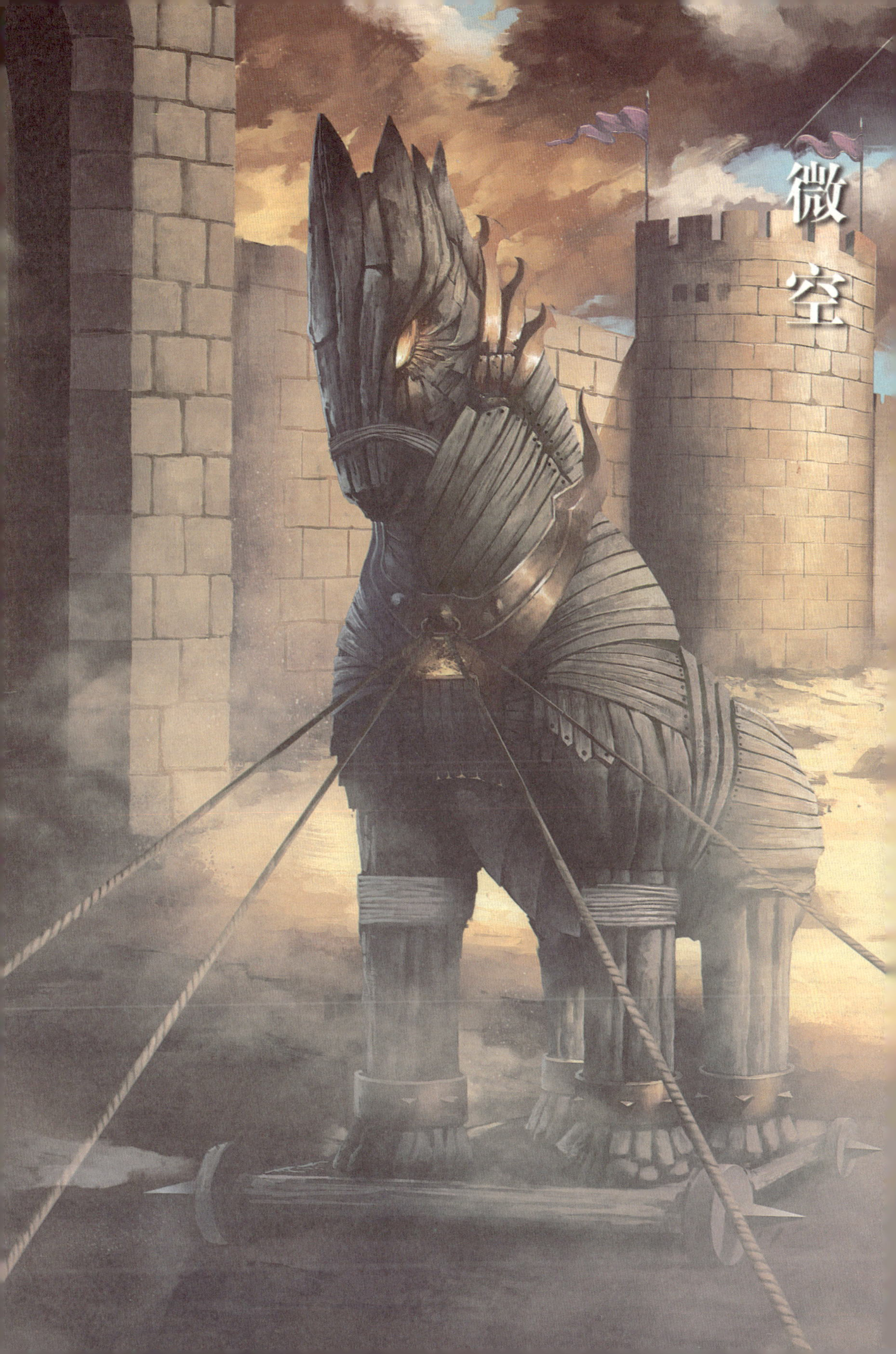
微空

微空·特洛伊木马

“巨大的木马伫立在特洛伊城，希腊士兵从木马中出来打开了城门。”

——HIV破坏人体免疫系统而使患者失去对抗疾病的免疫能力，被称为复活的“特洛伊木马”病毒。

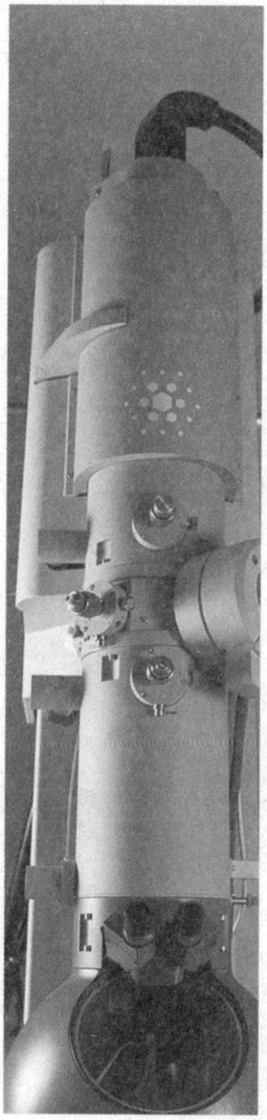

第七章
蓝色星球的方舟

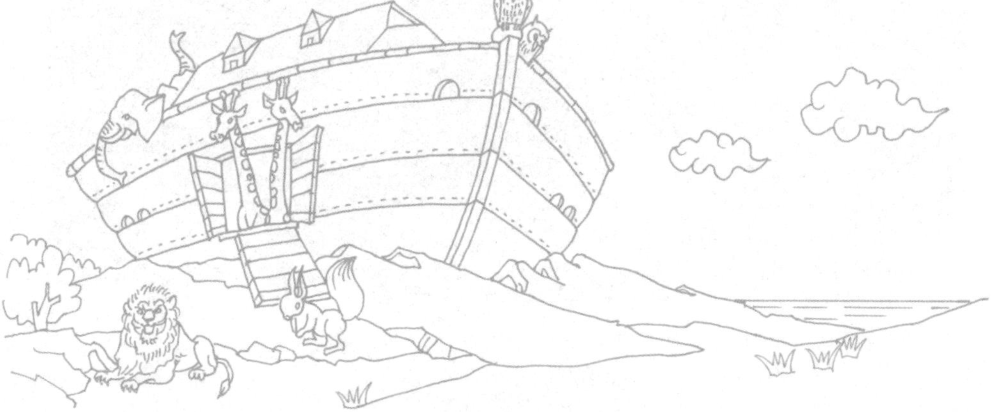

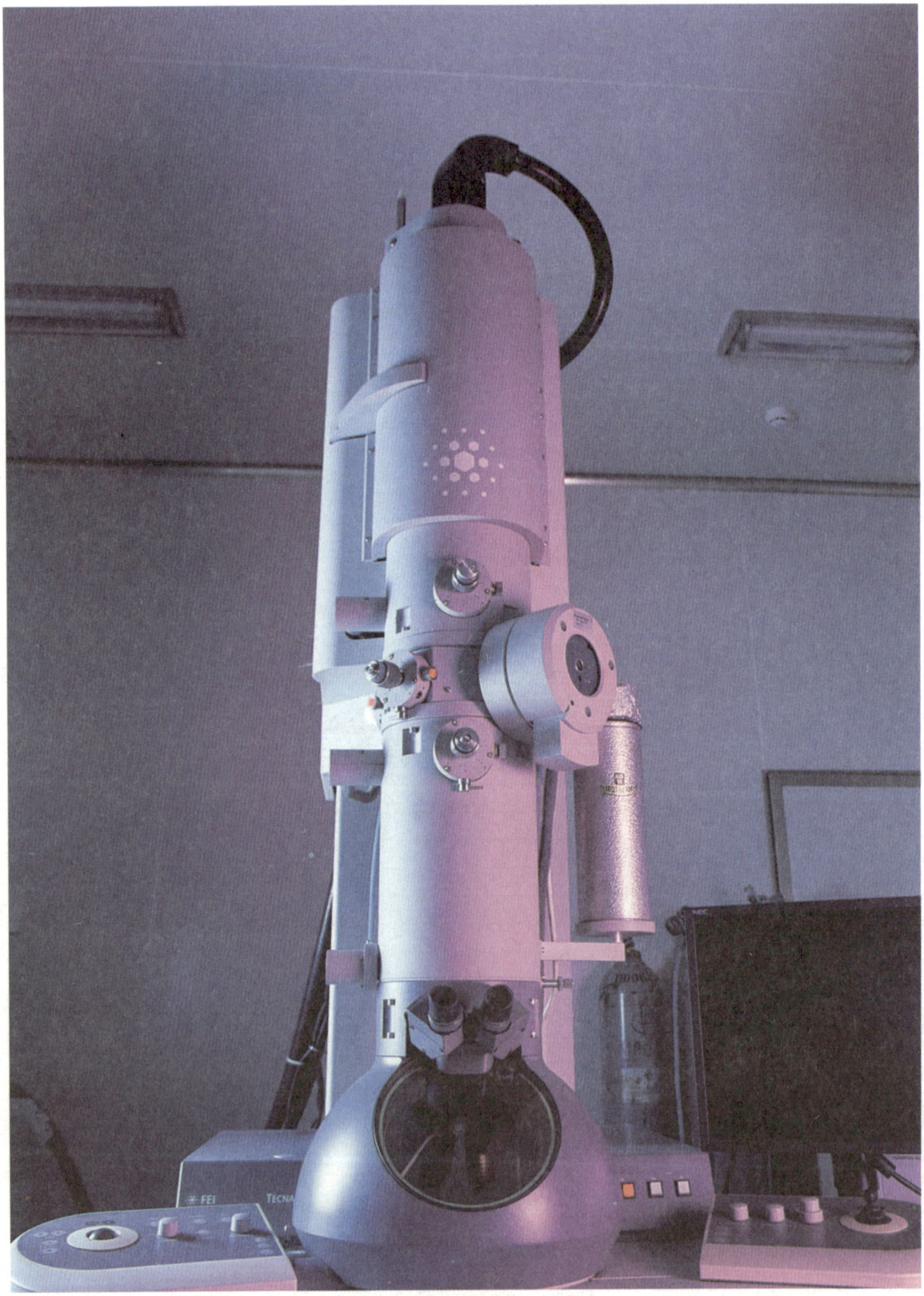
FEI

生命是物质的一种运动状态。简单来说，也就是有生命机制的物体。可以自我复制、有应激性且能够进行新陈代谢的物体即为生命。生命个体都要经历出生、成长和死亡。

生命活动的基本单位是细胞，其物质基础是蛋白质和核酸。作为遗传信息的载体，核酸是生物的遗传物质，在生物的遗传变异和蛋白质的合成方面有极其关键的作用；而蛋白质是生命活动的体现者，它不仅是构成细胞和生物体的基本物质，也是调节细胞和生物体新陈代谢的重要因素。

（一）生命之基

1. 蛋白质的前世今生

“文艺复兴”之后，当近代科学思想逐渐取代神创论思想时，在生物学和医学的科学研究领域中有一个本源的问题受到关注：“老虎等动物必须通过吃肉来维持生命，而人类通过食用谷物、土豆等植物也能维持自身生命，那么人类从谷物和土豆等植物中吸收了什么？”

1742年，一位名叫雅可布·贝卡利（Jacopo Beccari）的意大利学者认为其找到了答案。他从面粉中分离出面筋（gluten），即谷蛋白之一，并断定人体由该物质构成，因为人通过吃面粉才能存活。

18世纪，安东尼奥·弗朗索瓦（Antoine Fourcroy）与其他研究者一同发现蛋白质是一种独特的生物分子，其中有来自蛋清、血液、纤维素和小麦面筋里的蛋白质。

19世纪初，荷兰化学家格利特·马尔德（Gerhardus Johannes Mulder）从动物组织和植物体液中提取出一种共同物质，并发现几乎所有的该物质都有相同的实验公式，生物若离开了该物质便不能生存，因此在1838年采纳了其合作者永斯·贝采里乌斯（Jons Jakob

Berzelius）以“protein”来称呼该物质的建议。该词源于希腊语“protos”，原意为“最重要、第一”，以向人们说明该物质的重要性。

2. 全能王

作为生命的物质基础和生命活动的主要承担者，蛋白质存在于人体的每一个细胞、组织和器官中。蛋白质含量占人体总固体量的45%，若不计水分，则占肌肉组织的75%。皮肤、肌肉、心脏、毛发、血液以及骨骼，均以蛋白质为主要构成成分。比如，人体的头发、指甲和动物的羽毛主要由角蛋白（keratin）构成，不溶于水，具有很强的抗牵张性能，以在动物体内发挥保护和支撑作用。皮肤则主要由胶原蛋白（collagen）和角蛋白构成。其中胶原蛋白能维持皮肤和组织器官的形态和结构，使皮肤保持结实而富有弹性。

此外，人体中的一些活性物质，包括酶、激素、抗体以及遗传基因均由蛋白质组成，生命的存在无法离开蛋白质。一方面，蛋白质是人体的主要组成成分；另一方面，人体的生命现象和生理活动都需要通过蛋白质来实现。

催化功能 例如，人们在嚼米饭和馒头时会感到有甜味，原因在于唾液中含有淀粉酶，其可将食物中的部分催化水解麦芽糖（maltose）。

运输功能 在血液（blood）中，小分子由血浆白蛋白负责运送，而氧气和二氧化碳等由红细胞中的血红蛋白负责运送。

防御功能 抗体（antibody）属于高度专一的蛋白质，其能辨别和结合那些侵入生物体的外来物质，包括异体蛋白质、病毒和细菌等，消除这些物质的有害作用，使人具备抵御疾病和外界病原侵入的能力。

调节功能 作为机体内唯一降低血糖的激素，胰岛素（insulin）能够促进糖原、脂肪、蛋白质合成，而且还可被用于治疗糖尿病。

除此之外，蛋白质是机体生长发育的基本元素，具有营养生长功能，如豆、花生、小麦等这些植物种子中的蛋白质，还有动物蛋白、奶酪等多种蛋白质都是供生物生长的必备之物。

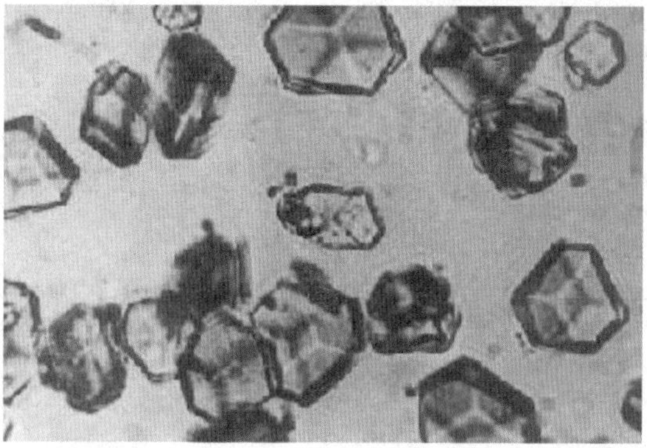

人工合成牛胰岛素结晶

某些蛋白质，还因具有毒素功能可作为动物攻击敌人、保护自身的重要武器。

大部分动物毒素都是蛋白质，侵入机体后即可引起生物机能破坏，例如可阻断神经兴奋的传递导致呼吸衰竭；作用于毛细血管，引起血管破裂，导致局部或全身出血症；引起严重的肌肉坏死等，致使人畜中毒或死亡。如毒蛇可从毒腺中分泌出来一种富含蛇毒蛋白质的液体，可置猎物于死地；工蜂可分泌出富含芳香气味的蛋白质透明液体，主要用来在受到威胁时保护自己。

（二）生命之本

1. 绷带里的奇妙物质

在1868年某个寒冷的清晨里，德国杜宾根大学（Eberhard-Karls-Universitaet Tuebingen）的一个实验室里投射出微弱的灯光，在难闻的气味中有一个身影来回忙碌着，他是名叫弗勒瑞克·米歇尔

(Friedrich Miescher)的瑞士科学家。博士毕业后，年仅 25 岁的米歇尔在大学的细胞化学实验室中开展研究工作。为了获取实验材料，他从附近的医院里收集了大量外科手术绷带，而这些手术绷带拉开了遗传物质研究的序幕。

为了使手术绷带上的脓细胞与脓液中的血清及其他物质分开，并保持完好无损，米歇尔一丝不苟地用稀释的硫酸钠(Na_2SO_4)溶液洗涤着绷带。当时人们普遍认为脓细胞核主要由蛋白质构成。然而，他发现，在留存的核中存在一种含磷(P)量远远超过蛋白质的强有机酸。

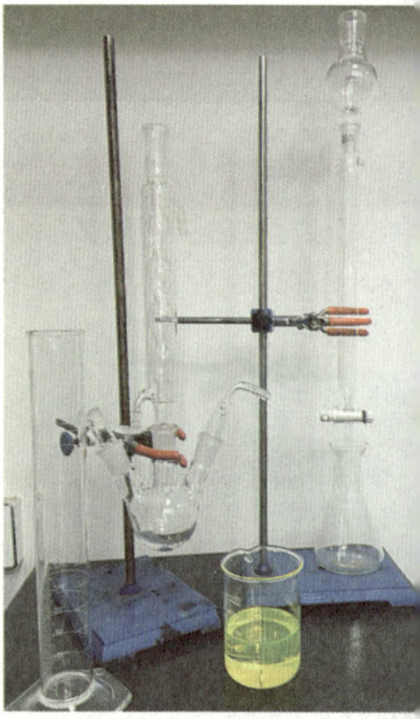

蒸馏提纯系统

两年过后，科学家在酵母和其他细胞中同样发现了类似的物质，米歇尔的研究工作从而得到了证实。

1871 年，科学史上首篇有关核酸的论文发表了，这成为核酸科学划时代的里程碑。此外，由于该新物质只来源于细胞核，米歇尔将它命名为“核素”。而后来经证明，核素拥有很强的酸性，故改名称其为核酸(nucleic acid)。

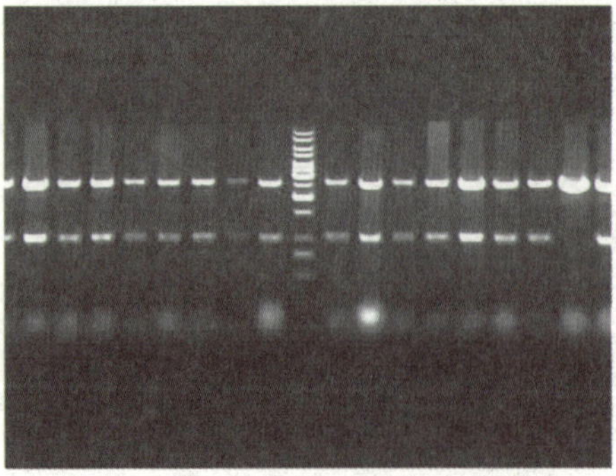

核酸电泳

然而，当时上述重大发现并未获得人们的关注。直到 1967 年，人们才从真正意义上意识到生命的遗传基因是核酸，并破译了所有 DNA(deoxyribose nucleic acid，脱氧核糖核酸)密码。

2. 种瓜得瓜，种豆得豆

与蛋白质相同，核酸也是生物大分子，为生命的基本物质之一。此外，核酸不仅是所有生物细胞的基本成分，还在生物体的生长、发育、繁殖、遗传及变异等重大生命现象中发挥主导作用。

核酸的基本单位由核苷酸组成，核酸大分子可分为两类：脱氧核糖核酸(DNA)和核糖核酸(RNA)。二者是遗传信息的携带者，并保证将这种遗传特性传给下一代，即“种瓜得瓜，种豆得豆”。

佛朗西斯·克里克(Francis Crick)于1958年提出了“中心法则”。“中心法则”是遗传信息在细胞内的生物大分子间转移的基本法则。它指出遗传信息的流向是DNA→RNA→蛋白质，即遗传信息是从DNA转录为RNA，再由RNA翻译成蛋白质。这是生命所遵循的基本生物学法则。后来的研究发现，蛋白质反过来可以协助前两项流程，并协助DNA遗传功能的实现。

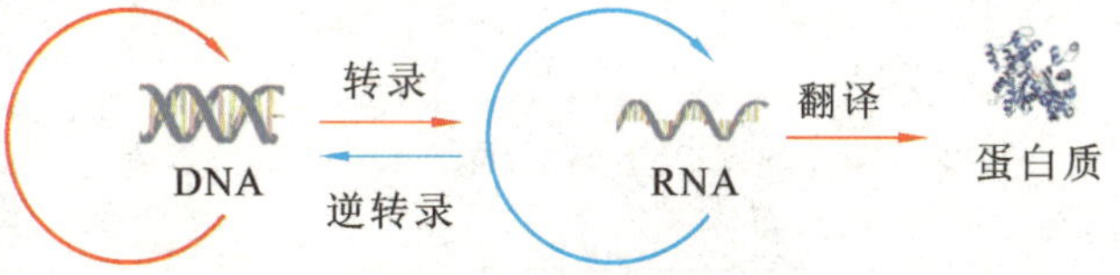

中心法则

19世纪格雷戈尔·孟德尔(Gregor Mendel)通过豌豆杂交实验发现了遗传规律，即在生物的体细胞中，控制同一性状(如豌豆株高)的遗传因子成对存在，后遗传因子发生分离并分别进入不同的配子中，随配子遗传给后代。由于DNA复制可将遗传信息代代相传，核酸被誉为“生命之源”和“生命之本”。

3. 生命如此多娇

20世纪人类在生命科学方面所取得的最伟大成就，莫过于DNA

双螺旋结构的发现。它凭借其“简洁美”成为现代生物学的标志。詹姆斯· 杜威· 沃森(James Dewey Watson)和佛朗西斯 · 克里克(Francis Crick)是这个划时代标志的发现者。

克里克是一位英国晶体学家，而沃森是一位美国遗传学家，他们在剑桥大学开启了两人传奇般的合作生涯，并于 1953 年2 月28 日提出了 DNA 的双螺旋分子结构(the double helix molecular structure)。在该构象中，两条主链如“麻花”一样绕同一轴心以右手方向盘旋，相互平行而方向相反形成双螺旋构型。

双螺旋结构的 DNA 是自然界中能够自我复制的生物分子。由于 DNA 的这种精细准确的自我复制功能，为生物体将其祖先的生物特性传递给下一代提供了保证。DNA 的这一结构为其复制的稳定性提供了基本保障。

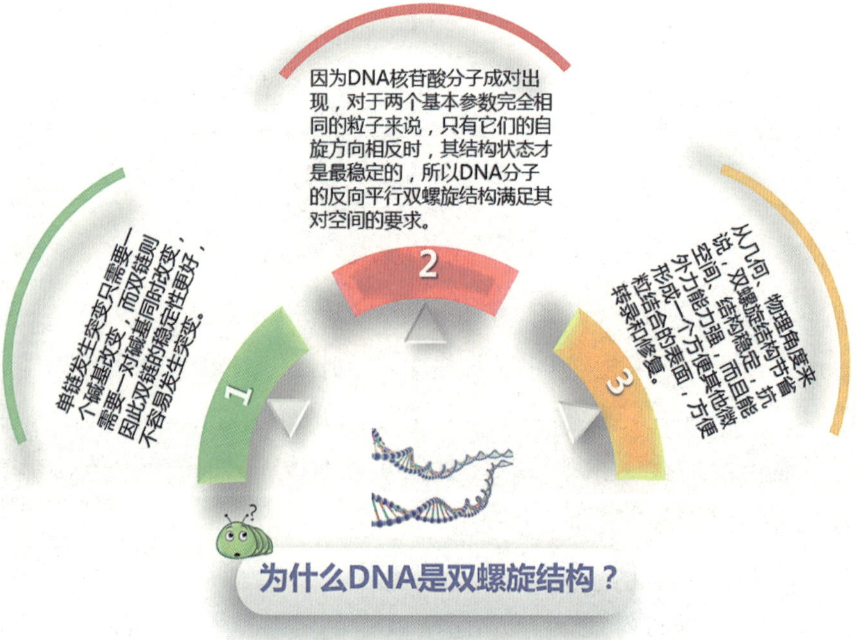

每一个见到该模型的人，都会重复他们激动的话语："美妙如斯，结构永铭"(such a beautiful structure must exist!)。

1953 年 4 月 25 日，沃森和克里克的合作研究成果，即 DNA 双螺旋结构的分子模型被刊登在英国的《自然》杂志。DNA 双螺旋结构的发现，开创了分子生物学(molecular biology)的新时代，它使生物大分子的研究跨入了一个崭新的研究阶段，并使遗传学的研究深入分子层次，从而迈出了解开"生命之谜"的重要一步。

1962 年，沃森、克里克和威尔金斯被授予诺贝尔生理学或医学奖。

（三）生 命 之 砖

1. 显微镜中的新世界

在很长的一段时期内，人类都需要凭借肉眼来观察世界上的各种事物。然而，人眼能够看到的物体，极限只有 0.1 mm。1610 年，根据望远镜倒视时可放大物体的特点，伽利略(G. Galilei)发明了显微镜，并用以观察昆虫。自此，有越来越多的人自制显微镜，其中包括英国物理学家罗伯特·胡克(Robter Hooke)。

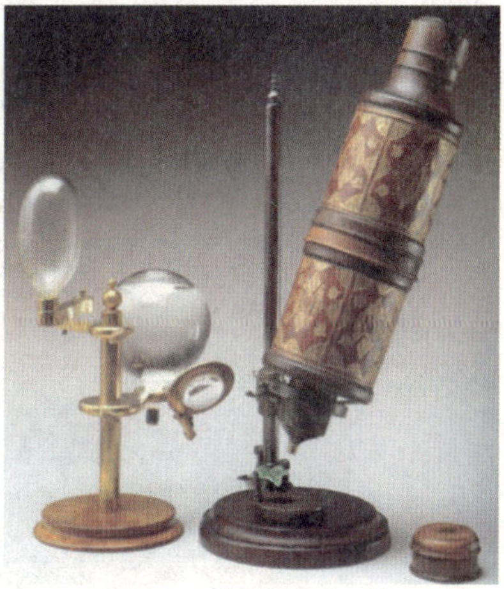

光学显微镜

1665 年，在把从一小块干净的软木上切下的光滑薄片放到显微镜下观察时，胡克发现该薄片像蜂窝一样充满孔洞。他把这些小孔称作细胞(cell)。虽然胡克所观察到的是残存的植物细胞壁，后世的科学家仍将他作为细胞发现第一人。

在 17 世纪中后期，荷兰生物学家

安东尼·列文虎克(Antony van Leeuwenhoek)为人类认识病原微生物迈出了关键性的第一步。1672 年,他开始利用自制显微镜进行生物细微结构和微生物的观察,第一个观察并表述了真核生物以及细菌的三种主要形状(球状、杆状和螺旋状)。

2. 微观世界的精灵

细胞体形极微,大多数细胞直径都只有 10～30 μm,凭借低倍显微镜就可看到。一般来说,细菌等绝大部分微生物以及原生动物(比如草履虫和变形虫)由一个细胞组成,即单细胞生物;而高等植物(如水稻、樟树)与高等动物(如人、老虎)则是多细胞生物。

细胞一般由细胞核与细胞质构成,前者含有遗传物质核酸,后者则含有与蛋白质合成有关的核糖体、高尔基体等细胞器,植物细胞有细胞壁。

细胞是生物体基本的结构和功能单位。单细胞生物可独自进行所有的生命活动。而在多细胞生物中,虽然其功能受到整体协调与控制,每个细胞却都有相对独立的生命活动。

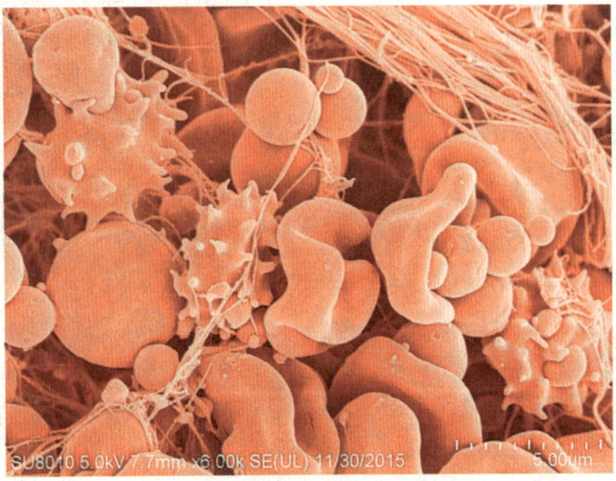

血液细胞

细胞是有生命个体进行生长、发育的基本实体。一个多细胞生物即便完成了发育，仍需要生成新的细胞以替代那些陆续衰老和死亡的细胞，保持细胞的新陈代谢，或用以修复生物组织损伤。

“细胞学说”(cell theory)的建立首次科学地触及了生命运动的过程。

作为人体结构和功能单位，人体细胞共约有 40 万亿～60 万亿个，平均直径在 10～20 μm 内。除了成熟的红细胞和血小板，其他细胞都至少拥有一个细胞核。这是因为红细胞在哺乳动物体内起到的主要作用是运输氧气，而细胞核在这一过程中没有体现具体作用，反而会产生大量的能量消耗，“理想”的做法就是弃掉细胞核，“轻装上阵”；而血小板是从巨核细胞上脱落的细胞碎片，所以无细胞核。

最大的细胞是成熟的卵细胞，直径约为 200 μm；而最小的细胞是血小板，直径只有 2 μm 左右。人体细胞的形态多种多样，具体包括扁平状、立方状、棱柱状、杯状、网状、圆球形、长梭形、圆柱形等不同形态，并表现出一系列生命活动现象，即分裂、繁殖、生长、发育、衰老和死亡。

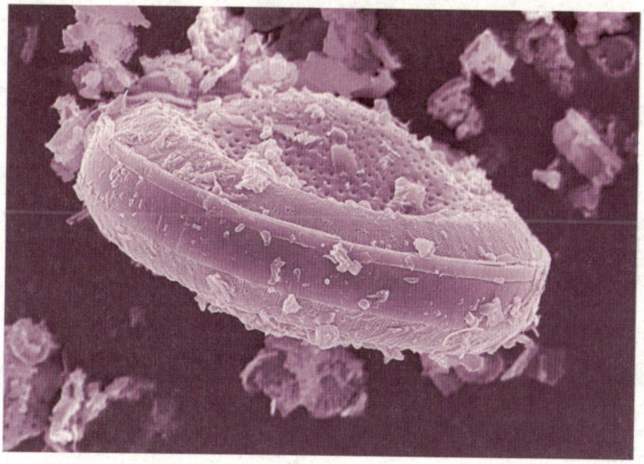

细胞的世界

3. 奇趣的细胞世界

细胞的家族可谓是众星璀璨、耀眼夺目。比如构成人体的细胞可被区分为 200～300 个不同种类，而且不同的种类拥有不同的大小与形状。

有的细胞是像怪物史瑞克（Monster Shrek）般的“庞然大物”，人凭借肉眼就可看见，如鸟类的蛋，最大直径可达10 cm，即鸵鸟蛋。然而，有的细胞直径仅有 0.1 μm，如原始的细菌，需借助高倍显微镜才能看得见。

在人体中，平均每分钟就有 1 亿个细胞死亡。大脑神经细胞神经冲动的传递速度超过 400 km/h（公里每小时），等于波音 777 型喷气式飞机巡航速度的一半。

根据细胞代数学说，即细胞分裂次数学说，每 2.4 年人体细胞将更新一代。经实验进一步证明，在培养条件下，人体细胞平均可培养 50 代，每一代为 2.4 年，这被称为弗列克系数。由此推算，人的理论平均寿命可达到 120 岁。

血液中有的白细胞的寿命仅为几小时，如中性粒细胞（neutrophile granulocyte）从骨髓进入血液后，仅停留 6～8 小时，便移至血管外，并在 1～2 天内凋亡；肠黏膜细胞（intestinal mucosal cell）能够存活 3 天；肝细胞（hepatocyte）的寿命为 500 天；神经细胞（neurocyte）的寿命最长，如脑与骨髓里的神经细胞能存活几十年，几乎等于人体寿命。脑细胞（brain cell）的特征是，一经发育完成后，便处在一种连续不断地死亡且永不复生增殖的过程，死一个就少一个，直至消亡殆尽，衰老就由此一发而不可止，可见“笑一笑十年少，愁一愁白了头”是有道理的。

第八章 微尘之谜

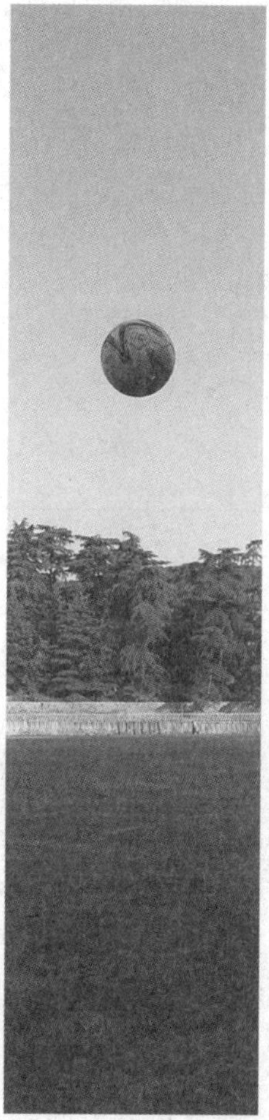

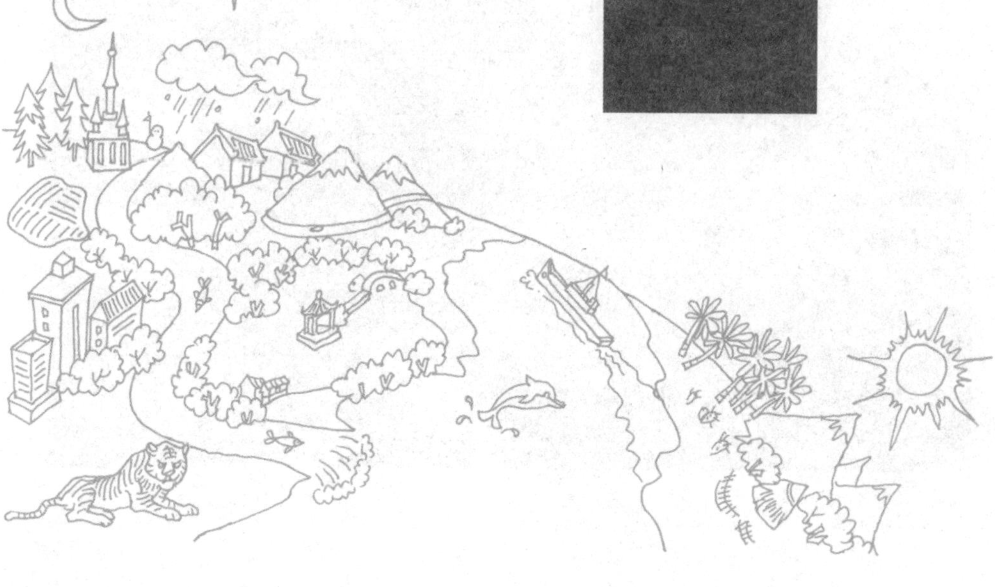

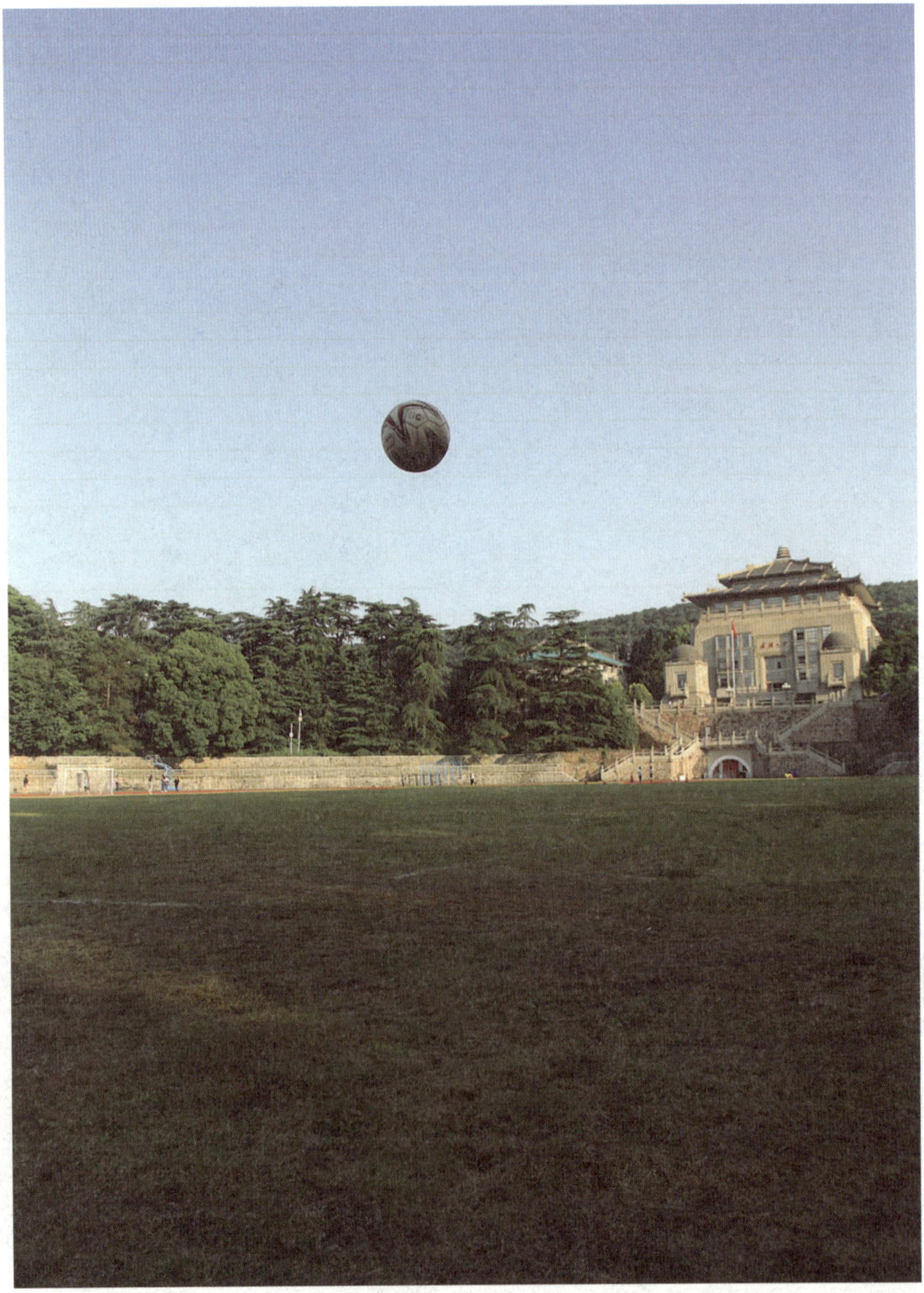

（一）生命边缘的生物体

有生命存在的地方，就有病毒存在；当首个细胞进化出来时，病毒就很可能存在了。由于病毒并不像恐龙那样可形成化石，从而缺少外部参照物来研究它的进化过程，此外其多样性显示它的进化很可能是多条线路的，因此有关病毒的具体起源时间还无法获知。当前，关于病毒起源的假说主要有三种。

逆向假说（regressive hypothesis） 病毒可能曾是一些在较大细胞内寄生的小细胞。随着时间的流逝，渐渐丢失那些在寄生生活中非必需的基因。这一理论又被称为退化理论（degeneracy theory）。

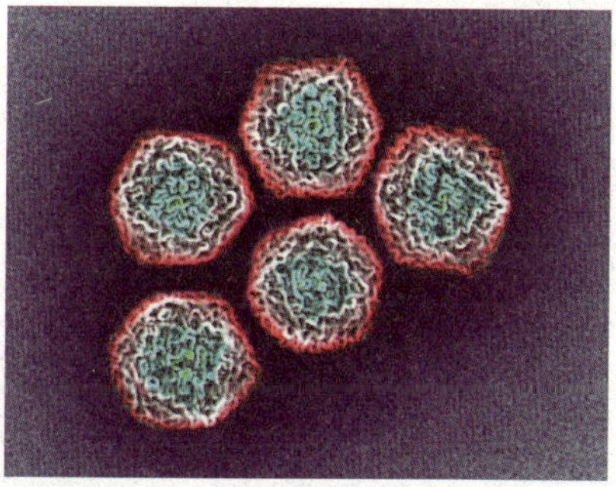

腺病毒

细胞起源假说（cellular origin hypothesis） 病毒可能是由从较大生物体的基因中“逃离”出来的DNA或RNA所进化而来的。这一理论有时也被称为漂荡假说（vagrancy hypothesis）。

共进化假说（coevolution hypothesis） 该学说又被称为病毒先于细胞起源假说（the virus-first hypothesis）。病毒可能是由蛋白质和核酸复合物进化而来的，和细胞同时出现于远古时期的地球，此后一直依赖细胞生命存活到现在。

关于地球生命的起源，科学界有许多假说，其中有一种就是“生命起源于病毒”。因为一些学者认为，病毒是最简单的前细胞生命类型，同时它留下了足够的信息孕育出生命。

和其他生物体一样，病毒拥有基因，能通过自然选择而进化，还能通过自行组装来实现复制，因此其常被描述为是“处于生命边缘的生物体”。然而，尽管病毒拥有基因，但它没有细胞结构，不能独立生存，需要依赖宿主细胞以助其实现复制和繁殖。病毒是微生物中最小的生命实体，必须待在活细胞中过寄生生活，因此各种生物的细胞便成为病毒的“家”。

（二）追寻病毒的真相

从禽流感到人们所害怕的乙型肝炎，再到闻之丧胆的重症急性呼吸综合征（SARS，非典）和获得性免疫缺陷综合征（AIDS，艾滋病），实际上均是由微小的病毒所引起的。观察病毒只能借助电子显微镜，而无法通过肉眼，因此有关病毒的来源、生活史以及如何感染宿主细胞等方面的研究都困难重重。对病毒本质的认识所面临的困难则更多。

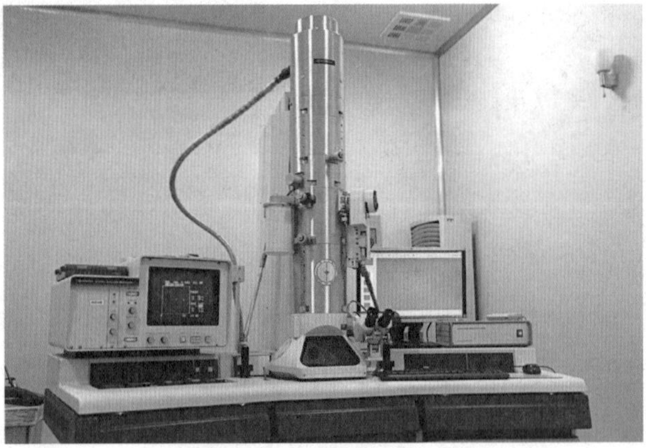

电子显微镜

1935年，美国一位名叫斯坦利（W. M. Stanley）的生物化学家从被花叶病感染的烟草的提纯汁液中析出一种蛋白晶体，其经过溶解后仍能保持致病性。由此，他认为病毒是一种蛋白质。然而，这个观点并未被所有的病毒学家所接受，原因在于烟草花叶病毒的提纯液及晶体中还含有相当一部分的硫(S)和磷(P),该两种元素是核酸所拥有而蛋白质不具有的。后来,科学家们通过大量实验,得出了病毒是由蛋白质和核酸两部分组成的结论。

1936 年,科学家们经过反复试验获得了更重要的认识,即核酸是病毒感染、致病及复制的主体。同时,还证明了 T 噬菌体侵入细菌内部的是其核酸 DNA,而留在细菌外壁的是其蛋白质外壳。经更深入的研究,科学家发现除含有核酸和蛋白质外,某些病毒还含有一定量的脂类物质及糖类。

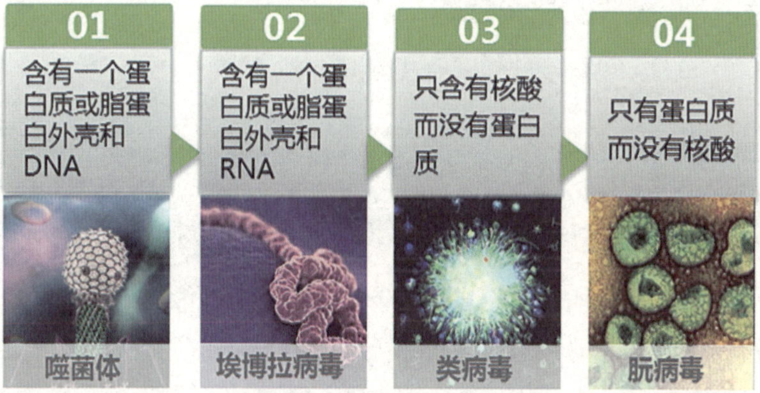

病毒的分类

病毒比细胞小,但比大部分大分子要大,它们均可生活繁殖于细胞内,含有一个蛋白质或脂蛋白外壳和一种核酸,DNA(如乙型肝炎病毒和噬菌体)或 RNA(如埃博拉病毒和 SARS 冠状病毒),甚至只含有核酸而没有蛋白质(如导致黄瓜白果病和椰子死亡病的类病毒),或只有蛋白质而没有核酸(如在英国乃至全球引起一场空前畏惧"疯牛病"的朊病毒)。

作为大分子,病毒显得过于复杂,但作为生物体,其生理和复制方式又姿态万千。一般的病毒由核酸和蛋白质外壳两部分组成。核酸处于病毒体的中心，在病毒的复制、遗传和变异过程中提供遗传信息；蛋白质外壳包围在核酸外面，其功能是病毒粒的主要支架结构和抗原成分，能介导病毒与宿主细胞结合，且有保护核酸等作用。

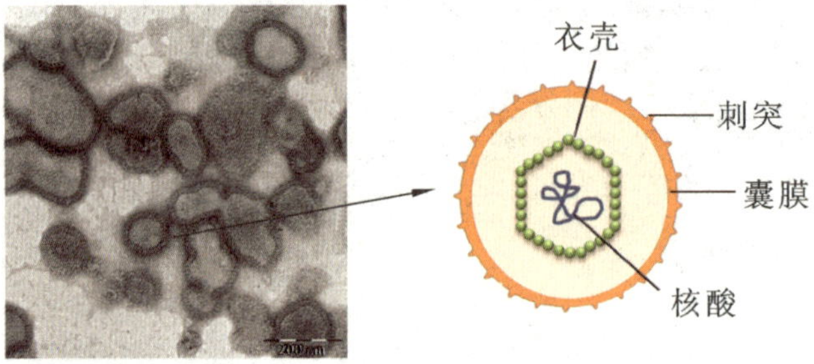

病毒的构成

（三）小病毒、大世界

病毒的数量极其繁多，具体为人类总数的10 250倍。它的种类亦非常庞大，目前已知的已超过5 000种，而总数可能已超过百万。

最初根据其寄主特性，病毒被分为动物病毒、植物病毒和细菌病毒（噬菌体）三大类。受益于电镜技术的发展以及分离、提纯病毒新方法的应用，病毒本身的结构特征、化学组成的研究渐渐得到重视，这使其分类向自然系统发展。

比如，根据遗传物质的不同，可将病毒分为DNA病毒、RNA病毒、蛋白质病毒（如朊病毒）；根据病毒结构的不同，可将其分为真病毒（euvirus，简称病毒）和亚病毒（subvirus，包括类病毒、拟病毒、朊病毒）；根据宿主类型的不同，其可被分为噬菌体（细菌病毒）、植物病毒（如烟草花叶病毒）、动物病毒（如禽流感病毒、天花病毒、HIV等）；按照性质划分，可将其分为慢性病毒（如HIV）和烈性病毒（如狂犬病病毒）。

病毒大小在20～450 nm范围内。如果病毒有一粒大米高，那我们人类比在建的世界最高楼，建成后高达 1 000 m 的沙特阿拉伯的王国塔(Kingdom Tower)还要高出 300 余倍。

2014 年发现的世界上最大的病毒——西伯利亚阔口罐病毒粒子的长径达到 1.5 μm。目前所知病毒中最细微的是一级口蹄疫病毒，最小颗粒直径为 7～8 nm。如果把口蹄疫病毒视为一只篮球，那西伯利亚阔口罐病毒的投影大约有 5 个足球场那么大。

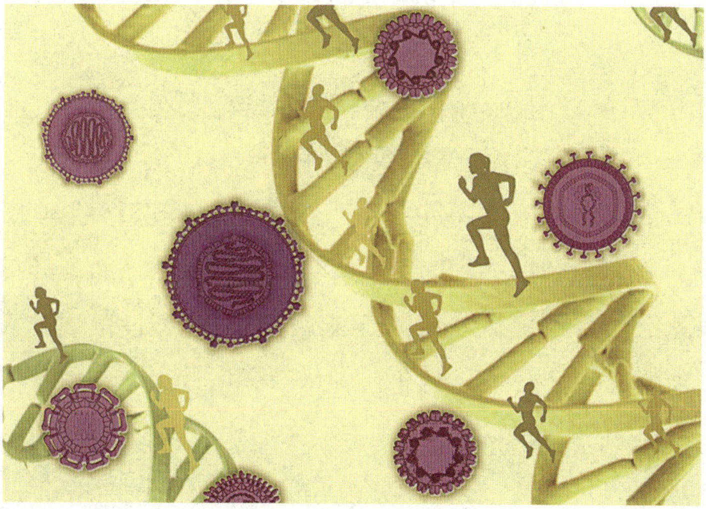

人类基因与病毒

病毒拥有多种形态：球状(包括二十面体)，如脊髓灰质炎病毒、疱疹病毒(有包膜)；杆状(包括棒状)，如烟草花叶病毒；丝状，如甜菜黄花病毒；弹状，如水疱性口炎病毒；复杂构型，如蝌蚪状的 T 偶数噬菌体。有些病毒在细胞内呈自然晶体排列。

大部分病毒都具有对称的壳体，富有特征，具体分为二十面体对称(如脊髓灰质炎病毒)、螺旋对称(如烟草花叶病毒)和复合对称(如 T 偶数噬菌体)三种。以众所周知而又谈之色变的 HIV 为例，其形状如同一个“深水炸弹”，直径只达 150 nm，即便是被放大一万倍也仅有一颗小米粒大小。

球形具有可扩大内部空间的功能。正二十面体在各式正多面体中最接近球形，只要将它的角除去就是一个球了，所以运动员在国际正规赛事中使用的足球，大多以正二十面体为基础，例如在 1970 年首次为第九届世界杯定制的官方用球。

（四）病毒的“两面性”

世间万物，从古至今，新陈代谢，从未停息。在生物圈的物质循环和能量交流中，病毒同样扮演着关键的角色。

病毒的数量十分庞大。如果将一个普通的玻璃杯灌满海水，其中大约盛着上百亿个病毒，而整个大海里病毒的数量更能达至 10^{30}。若将整个地球上的病毒前后相接以连成一条直线，即使是以 3×10^{8} m/s 的光速也需要花上 2 亿年的时间才能从头跑到尾。

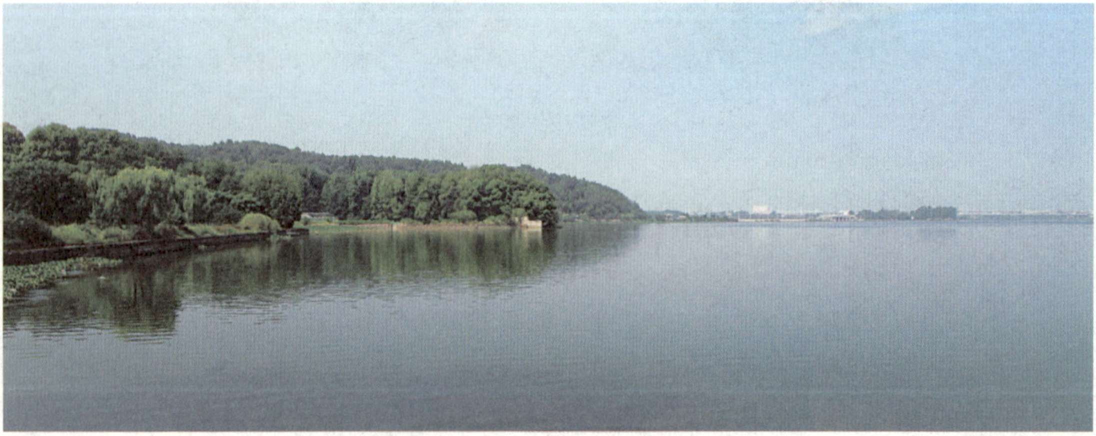

大自然中的碳循环

在不同的物种之间，病毒还发挥着基因传递(gene delivery)的功能，这些基因的传递也是生物系统进化的重要方式。

据估计，仅仅海洋中的病毒每年就能在不同物种间完成10 000万亿个基因的传递。病毒的基因多样性大大超过所有其他生物基因多样性的总和，因此它们是地球上基因库关键的储存者。随着现代基因测序技术的发展，科学家发现人类的基因组中竟然有10万条片段来源于病毒，该基因片段占据所有人类基因组的8%。

此外，在生态系统的平衡中，病毒也起着不可小觑的作用。

据估计，每天海洋中几乎有一半的细菌会被病毒杀死，并释放出数十亿吨碳(C)给其他生物使用。该过程也是大自然碳循环关键的组成部分。

碳循环是指碳元素(主要是二氧化碳，CO_2)在大气、海洋及生物圈之间转移和交换的过程。生物圈中的碳循环主要表现在绿色植物从空气中吸收二氧化碳，经光合作用(photosynthesis)转化为葡萄糖，并放出氧气(O_2)。我们都知道，氧气是人类生存必不可少的物质。由此可见碳循环的重要性。

另外，生活在海洋中的聚球藻承担着地球上约25%的光合作用，为地球提供大量氧气，它们进行光合作用的蛋白质的部分基因来自于病毒。病毒基因编码的蛋白质参与了地球上10%的光合作用。

“温室效应”等现象会带来许多严重恶果，比如全球气候反常、海洋风暴增多、海平面上升、沙漠化面积增大等。在维持大气中氧气(oxygen)和二氧化碳(carbon dioxide)等气体的平衡中，藻类和细菌起到重要的作用，而病毒通过控制二者的数量在间接地影响着全球气候。

对于人类自身而言，病毒同样发挥着不容忽视的作用。在人类的肠道里，大约有超过数万亿个细菌，它们组成了我们常说的肠道菌群。这些细菌不仅帮助人体进行食物消化，参与能量代谢，还对人体免疫系统的功能发挥影响。研究表明，人体肠道里存在的病毒比细菌的数量还多，除通过制约细菌来帮助我们保持肠道菌群的平衡以外，可能还具有直接的益生作用。

此外，还可以利用噬菌体制造抗生素应用于临床，或利用昆虫病毒如甘蓝夜蛾核型多角体病毒(mamestra brassicae nuclear polyhedrosis virus，MbNPV)制备农业杀虫剂，防治棉铃虫、甜菜夜蛾等。

第九章 感应翼刃

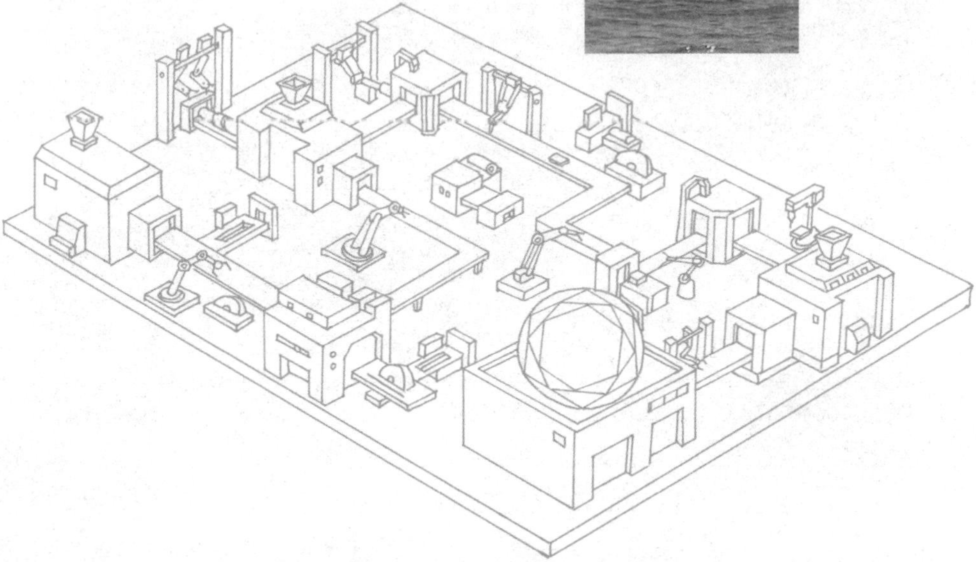

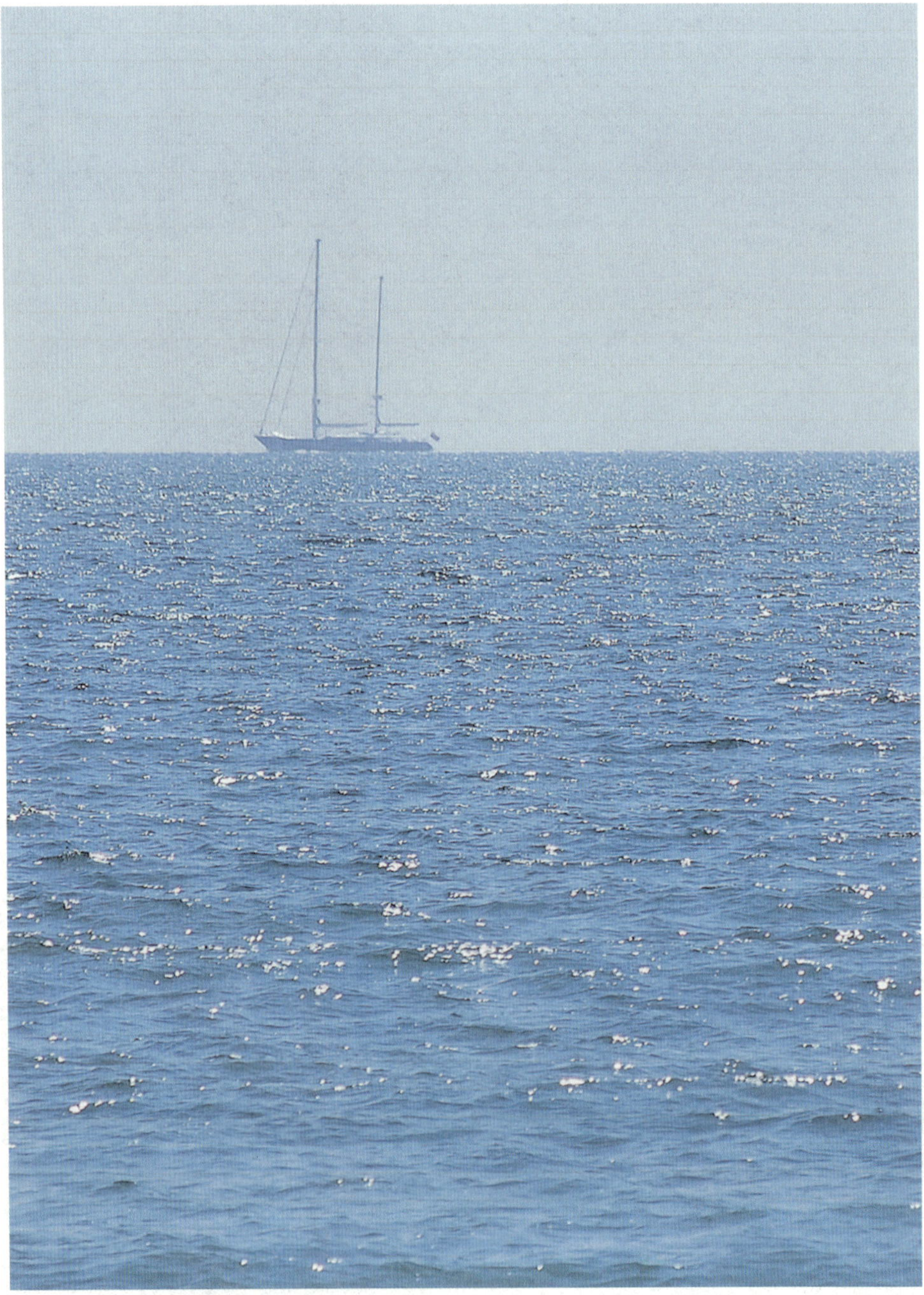

（一）生命密码

亘古不变的时空舞台演绎着如梦似歌的天地玄妙，充满着真真假假的千古谜团，而生命是这些谜团中最引人注目的一个。无论是大到海洋中的鲸鱼，还是小到看不见的病毒，世间万物总在不断繁衍，生生不息。

春回大地，万物复苏，则桃红柳碧、草长莺飞；暮秋已至，百草凋零，则归雁南飞、黄叶落地。我们肉眼能看到的一切有机生命的兴荣衰替，实则都是由看不见的细胞完成的。细胞是这一切生命活动的基础。不仅是植物和动物，人们的喜怒哀乐、生老病死也与细胞内的生命活动息息相关。

1. 生命的“加工厂”

细胞是组成有机体形态和功能的基本单位。细胞作为基本单位是微小的，如人类这样的多细胞生物含有数十万亿个细胞，其中形态功能相同的细胞集合形成组织，包括上皮组织、结缔组织、肌肉组织、神经组织等。

不同的组织一起构成执行同一功能的器官，如眼、舌、肺、胃等。譬如，胃即是由上述四种组织组成的，作为消化系统中的一个消化器官，胃的主要作用是蠕动消化，所以它主要由肌肉组织（平滑肌）构成，但其中也有上皮组织（胃的表面）、结缔组织（血液）和神经组织（感受疼痛，如胃痛）。

能够完成一种或几种生理功能的多个器官按一定次序组合在一起形成系统，如消化系统由包括口腔、咽、食道、胃等在内的消化道和消化腺组成。运动系统、呼吸系统、消化系统等多种系统再组成复杂的多细胞生命体。

另一方面，作为结构和机能整体，细胞是更小的生物分子集合体，有机大分子如核酸、蛋白质、多糖、脂类等以一定的数量和严格的方式，组成具有一定形态与功能的亚细胞结构（细胞器），如线粒体、核糖体等，各种细胞器官再构成一个完整的细胞。

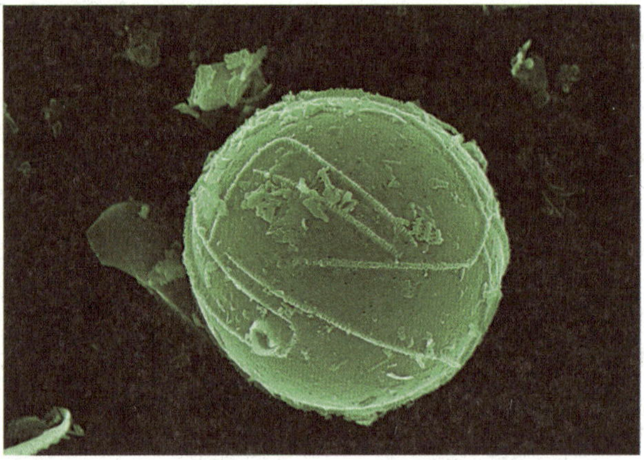

单细胞生命体

在活细胞内部，大量复杂的生化代谢活动时刻在进行。我们把细胞视为一个“加工厂”，各种细胞器官和生物大分子就像其中的一个个“车间”。“车间”井井有条，共同运作，保质量、准确无误地执行各种功能，维持这个“工厂”的运行。这些活动高度复杂又井然有序。

细胞核——司令部　细胞核是存在于真核细胞中的封闭式膜状胞器，内部含有细胞中大多数的 DNA 和 RNA 遗传物质。作为细胞的控制中心，细胞核在细胞的代谢、生长、分化中发挥关键作用，是遗传物质的主要存在部位。“龙生龙，凤生凤，老鼠的儿子会打洞。”这些遗传的结果，其实都是细胞核在起作用。

线粒体——动力车间　线粒体普遍存在于植物细胞和动物细胞中，通常均匀地分布在细胞质基质中，但在活细胞中能自由移动，往往在细胞内新陈代谢旺盛的地方比较集中。据研究，飞翔鸟类胸肌细胞中线粒体的数量显著多于不飞翔的鸟类。这是因为鸟类在飞翔时需要耗费大量的能量，需要线粒体源源不断地“制造能量”。一般情况下，动物细胞比植物细胞拥有更多的线粒体。此外，线粒体还是活细胞进行有氧呼吸的主要场所。

叶绿体——养料制造车间 叶绿体只在植物细胞中存在。它中间分布有光合色素，具有吸收、传递、转换光能的作用，还含有与光合作用有关的酶，是光合作用的场所，所以被比喻为植物的“养料制造车间”。叶绿素是叶绿体中能通过光合作用将光能转化为植物自身能量的色素，呈现绿色。因为植物大多依赖光合作用而生存，所以绝大部分植物叶片都是绿色的。

内质网——有机物合成车间 内质网是细胞内的一个精细的膜系统，在大多数动植物细胞里都存在，并分布于整个细胞基质。其具体负责物质由细胞核到细胞质、细胞膜以及细胞外的转运过程。光面内质网上无核糖体，为细胞内外糖类和脂类的合成和转运场所。粗面内质网上附着有大量核糖体，合成膜蛋白和分泌蛋白。因此，内质网又被称为蛋白质的“合成车间”。

核糖体——蛋白质装配机器 核糖体没有膜结构，除哺乳动物成熟的红细胞外，细胞中都有核糖体存在。核糖体在细胞中负责完成“中心法则”里由 RNA 到蛋白质这一过程，此过程在生物学中被称为“翻译”。它是细胞内合成蛋白质的场所，被形象地比作蛋白质的“装配机器”。

高尔基体——蛋白质加工厂和发送站 这个高尔基可跟写《海燕》的苏联作家高尔基没有关系。高尔基体是意大利医生高尔基首次在神经细胞中发现的。它普遍分布于动植物细胞中，与细胞的分泌物形成有关，自身虽无合成蛋白质功能，但可以对蛋白质进行加工和运转，被喻为蛋白质的“加工厂”和“发送站”。

细胞器间是如何协调配合工作的呢？

以人体的消化作用为例，消化器官（如胰脏）中细胞的细胞核发出制造消化酶（蛋白质）的指令，其中的DNA就像是电脑设计图纸，细胞依据DNA模板，转录出信使RNA（mRNA），mRNA是携带遗传信息的能指导蛋白质合成的一类单链核糖核酸。

mRNA经核孔进入细胞质与核糖体结合，后者可依据mRNA模板，利用细胞质基质中的“零件传送器”——转运RNA（tRNA）运送的氨基酸分子合成多肽链；在糙面内质网这一“合成车间”内，肽链盘曲折叠构成蛋白质，接着糙面内质网膜会形成一些小泡，这些小泡就像工厂里的“传送带”，包裹着蛋白质并将其运送到“加工厂”高尔基体。

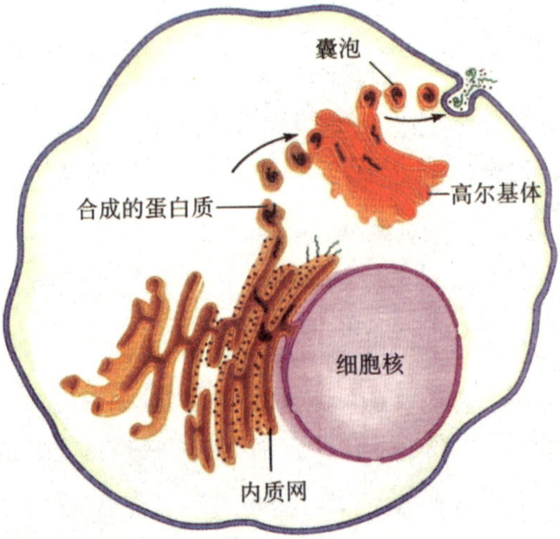

消化酶等分泌蛋白的生产和分泌过程

蛋白质进入高尔基体进行进一步的加工之后，高尔基体膜再形成一些小泡“传送带”，包裹着最后形成的消化酶，运输到细胞膜处，小泡与细胞膜接触，消化酶就分泌到细胞外了。整个过程由线粒体提供能量。消化酶分泌到细胞外后进入消化道，参与人体的消化作用。

2. 聚散终有时

生命是从一代向下一代传递的连续过程，因此是一个不断更新、不断重新开始的过程。人体是由数不清的细胞组成的，并通过细胞的更新换代来维持生长、发育、生殖，以及损伤后的修补。细胞的繁殖是通过细胞的分裂来实现的。细胞的生命起于其母细胞的分裂，终于其子细胞的形成，或是它自身的消亡。

通常将子细胞形成作为一次细胞分裂结束的标志，细胞周期是指从一次细胞分裂形成子细胞开始，到下一次细胞分裂形成子细胞为止所经历的过程。在此期间，细胞的遗传物质复制并平均分配给两个子细胞。

细胞的繁殖方式有多种。

二分裂 细胞分裂时，DNA 分子复制为二，细胞膜和细胞壁将细胞质分成两半，形成两个子细胞。例如蓝藻、各种细菌等原核生物。

有丝分裂 绝大部分真核生物细胞分裂时由纺锤丝牵引复制好的染色体往两边运动，这种完成细胞分裂的方式叫有丝分裂。例如洋葱根尖细胞。

无丝分裂 一部分真核生物的部分细胞不产生纺锤体，而是细胞核和细胞质直接分裂形成两个子细胞。如蛙的成熟红细胞。

减数分裂 生殖细胞在分裂时，染色体只进行一次复制，细胞连续分裂两次，最后遗传物质减半的一种特殊分裂方式。

一些特殊生物，例如酵母菌，可有二分裂、有丝分裂、无丝分裂、出芽生殖和孢子生殖等多种方式。

（二）解码高手

病毒没有细胞结构，自身不能复制，只能寄生在活细胞里，借助细胞的复制系统，按照自身基因的指令复制新的病毒。病毒的生命周期有 6 个过程，分别为吸附、侵入、脱壳、生物合成、组装和释放。如艾滋病病毒(HIV)把免疫系统中最重要的T淋巴细胞作为主要宿主细胞，利用细胞中的酶和其他物质大量复制。

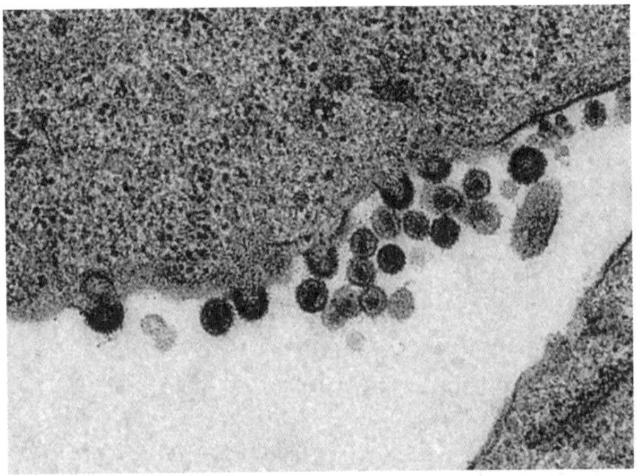

艾滋病病毒侵入人体示意图

1. 吸附

这一过程为确定病毒是否能成功感染的关键一环。典型的病毒由核酸和衣壳构成，有些病毒在衣壳表面还有一个包膜，因此可大致分为包膜病毒和无包膜病毒。包膜病毒一般通过其包膜上的糖蛋白来吸附于受体；而无包膜病毒则通常凭借衣壳蛋白或突起吸附于受体。

HIV属于前者。有几十个突出的gp120“探头”在HIV外膜上，“探头”上充满了糖分子，该病毒就是通过利用这些糖分子作为“糖衣炮弹”来达到“行骗”的目的。面对这个“不速之客”，T细胞上专门从事判断外来者是“友”还是“敌”的CD4“受体”，将穿着“糖衣炮弹”的物质误以为是人体的正常细胞，从而将前端与gp120“探头”相结合。

于是，HIV病毒通过裹着糖分子以欺骗T细胞的意图得以实现，从而进入了细胞内部。

2. 侵入

病毒拥有多种进入宿主细胞的方式，大致可分为注射式侵入、细胞内吞、膜融合以及其他特殊的侵入方式。

注射式侵入一般为有尾噬菌体的侵入方式，即通过尾部收缩将衣壳内的DNA基因组注入宿主细胞内。细胞内吞则是常见的动物病毒的侵入方式，即通过细胞膜内陷形成吞噬泡，使病毒粒子进入细胞质中。无包膜病毒多采用这种方法，如腺病毒。

包膜病毒的核酸一般经包膜和细胞膜的融合而进入细胞。附着宿主细胞后，HIV会启动病毒囊膜蛋白一系列的构象变化，并与宿主细胞膜相结合，两者融合后，宿主细胞外膜就相当于打开了一个口子，HIV的遗传物质和蛋白质外壳等此时便可一同进入宿主细胞。

3. 脱壳

与细胞膜融合时，HIV的包膜即已脱掉。成功“劫持”细胞后，HIV会反客为主，将细胞变为自己的加工厂。细胞中的溶酶体（一种细胞器）酶被拉来为“敌军”服务，这种蛋白质可以帮助HIV进一步脱去外壳，释放遗传物质。

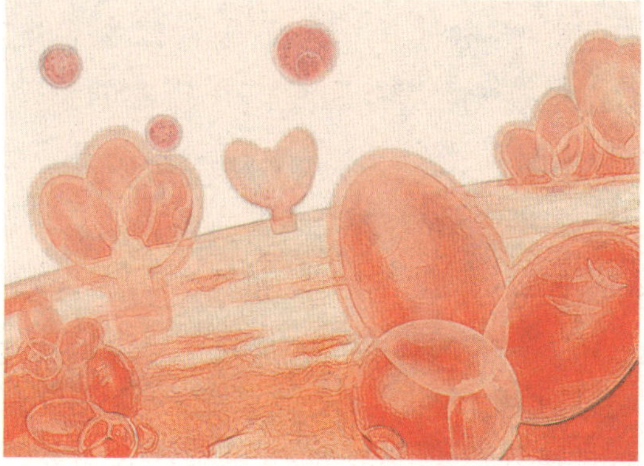

感染与免疫

4. 生物合成

此时，细胞中的“生产设备”也开始不分敌我，开足马力，大量复制病毒的遗传物质和生产病毒蛋白质。HIV 属于核糖核酸（RNA）病毒，只有一条遗传物质带，不能自主复制，它必须借用宿主细胞的遗传物质 DNA 才能复制。

遗传物质被释放到细胞中后，在逆转录酶的作用下，HIV 会迅速进入细胞核，把自己与宿主细胞核的遗传物质 DNA 整合为一体，随着宿主细胞的复制而不断复制；同时，细胞中的“蛋白质装配机器”核糖体也开始在“合成车间”中不断合成蛋白质，经高尔基体再加工后，组装为 HIV 衣壳以包装新的病毒颗粒。

5. 组装和释放

遗传物质和衣壳均准备完毕后，开始在细胞内进行组装。HIV 的衣壳装配发生于包膜上，因此可从内质网膜或细胞膜上获得包膜结构。HIV 粒子释放时，在细胞膜胞质侧向外顶出形成芽状（细胞膜包裹着病毒粒子），离开细胞时就可以获得相应的囊膜，最终形成成熟的下一代 HIV 并释放。

该系列过程极大地破坏了细胞。因为病毒自身缺乏完整的酶和能量系统，所以它必须严格依赖宿主细胞的代谢系统复制自身核酸、合成蛋白质并装配成完整的病毒颗粒。在病毒的整个生命周期中，它自身仅提供模板和少量的酶，其余的生存和复制必需物质和能量均来自于细胞。

在“掠夺”完细胞后，获得释放的 HIV 又去攻击其他细胞。由于丧失了抵抗和消灭外来入侵者的能力，同时亦不能清除体内突变的细胞，各种感染和病症便接踵而至，不计其数的艾滋病感染者由此而死亡。由于 HIV 破坏人体免疫系统而使得被感染者失去对抗疾病的免疫能力，它也被称为复活的“特洛伊木马”病毒。

第十章

魅影探索者风暴

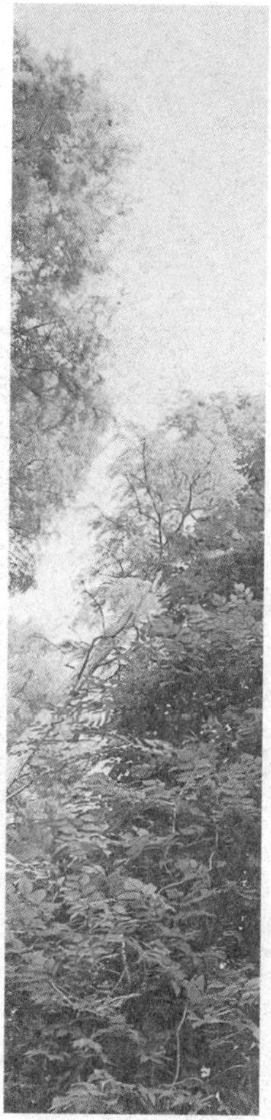

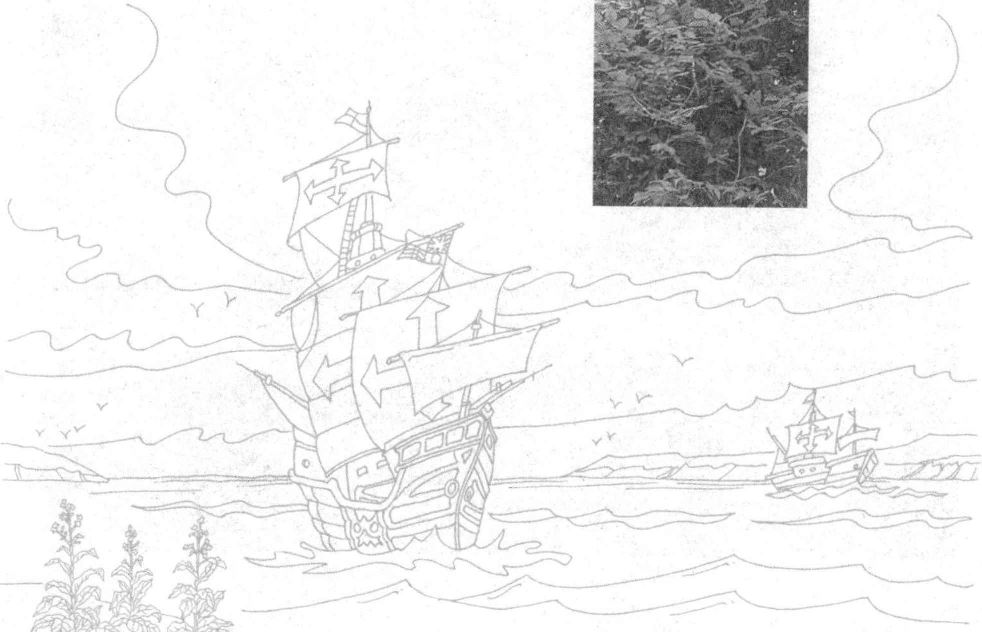

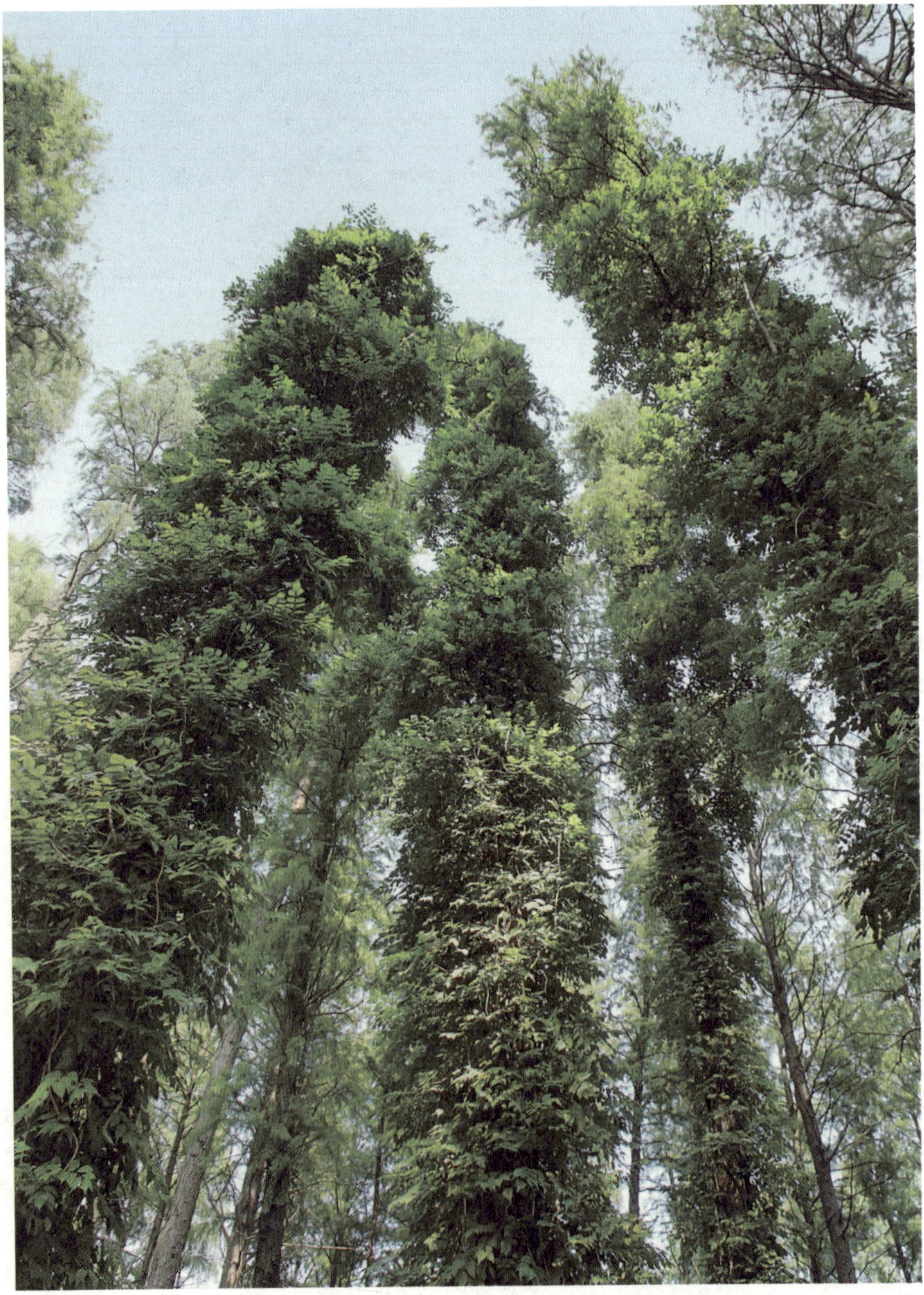

病毒(virus)是一种个体微小,结构简单,只含一种核酸(DNA 或 RNA),因没有细胞结构而必须严格寄生于活细胞内的生命体。病毒的种类极其繁多,至今已被人类鉴定出的就有 5 000 多种。

(一) 烟草叶的烦恼

直到显微技术被发明之后,人类才具备识别微生物的能力。从亚里士多德(Aristotle)开始,西方人一直秉持自生论的观点,即相信生命的起源为非生命物质,而且是以某种方式自发起源的,比如啮齿动物起源于受潮的谷物,甲虫起源于灰尘,青蛙起源于泥浆。

尽管印度和中国在公元前 2～3 世纪就已有对天花的记载,但天花病毒是直到 19 世纪末才开始被渐渐发现和鉴定的。烟草花叶病毒(tobacco mosaic virus,TMV)是首个被发现的病毒。

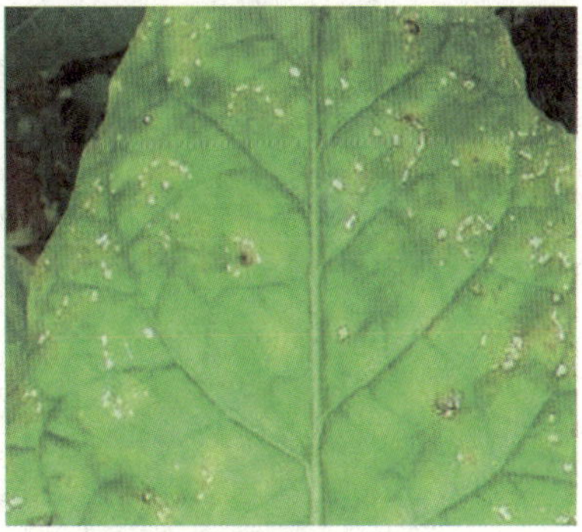

烟草花叶病毒导致的病变

1859 年,范・施威腾(van Swieten)第一个对烟草花叶病症状进行了描述,认为烟草患该病严重时,能让烟草减产一半左右。1886 年,德国人阿道夫・麦尔(Adolf Mayer)将水加在患有花叶病的烟草叶片上进行研磨,再将获得的汁液注射入健康烟草的叶脉,结果造成后者也得了花叶病,这一实验首次证明了该病具有传染性。

1892 年,俄国的伊万诺夫斯基(Dimitri Ivanovski)再次进行了麦尔的试验。他进一步发现,患有花叶病的烟草的叶片汁液,在通过滤孔孔径比细菌还小的细菌过滤器后,竟然还会导致健康的烟草患病。虽然伊万诺夫斯基提出该感染性物质可能是细菌所分泌的一种毒素,但他没有开展更深层次的研究，并相信感染性物质都能被过滤而且可在培养基中生长，这构成了疾病的细菌理论(germ theory)的一部分。

1898 年，荷兰的一位名叫马丁乌斯·贝叶林克(Martinus Beijerinck)的细菌学家重复并验证了伊万诺夫斯基的实验成果。此外，他还证明了在显微镜下是看不到病原物的。贝叶林克在琼脂凝胶块的表面放上了烟草花叶病株的汁液，随后发现在凝胶中，染病的物质以适宜的速度不断扩散，细菌却始终滞留在琼脂表面。

这些实验结果显示了致病因子的三个特点：首先，致病因子可通过细菌过滤器；其次，它们只可繁殖于感染的细胞内；最后，它们无法在体外非生命物质中生长。贝叶林克提出，该类致病因子是一种新的物质，而非细菌，被称为“有感染性的、活的流质”。

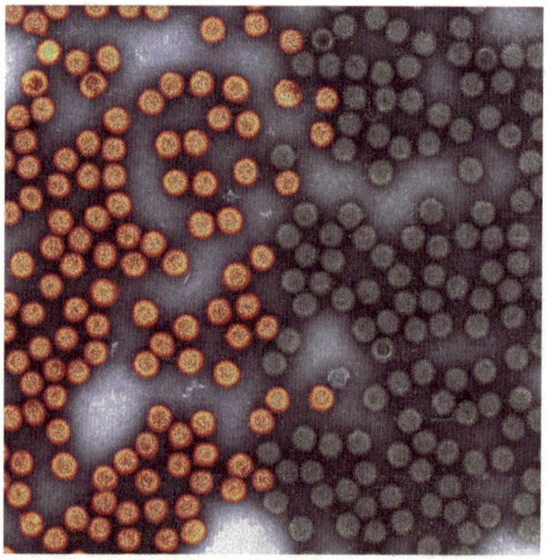
轮状病毒

贝叶林克的实验没有显示这种病原的颗粒形态，因此他将其称为“可溶的活菌”(contagium vivum fluidum)并进一步命名为病毒。由此，他被认为是病毒学的开创者。神奇的病毒就此“诞生”了！

“Virus”一词起源于拉丁语，原意为一种动物来源的毒素。该词传到中国后，被某些人译为“毒素”。我国著名微生物学家俞大绂起初将这一词直译为“威罗斯”，后将其命名为“病毒”，具体指能致病的毒物。

1898 年，在研究牛口蹄疫时，德国细菌学家弗里德里希·勒夫勒(Friedrich Loeffler)和保罗·弗罗施(Paul Frosch)发现了首个动物病毒，即口蹄疫病毒(foot-and-mouth disease virus)。他们同时还发现尽管该病原体可以通过 Chamberland 滤菌器，却无法通过拥有更小滤孔的 Kitasato 滤菌器，随之推断这种病毒是颗粒状的，而非液态。

在此之后，有关病毒是液态还是颗粒状的论战一直在进行中。

（二）赤道的蚊虫热

根据现有记载显示，1648 年，黄热病首次暴发于墨西哥(Mexico)的尤卡坦半岛。在此之前，该病已存在于加勒比海(Caribbean Sea)地区。1741 年，英国率 2.7 万名士兵攻打哥伦比亚(Columbia)，最终却因 2 万人遭黄热病感染而一败涂地。1762 年，英国殖民主义者率 1.5 万名士兵侵略古巴(Cuba)，其中 8 000 人又因感染黄热病而死亡。

1801 年，加勒比海岛国海地(Haiti)宣布独立。此时，法国的主政者已经换成了拿破仑。这位从革命中走出的独裁者可不会轻易放过海地。很快，一支几万人组成的军队就开进了海地，试图镇压黑人的反抗。

起初，法军节节胜利，当地人被赶进了丛林之中，在他们身后，25 000名法军紧追不舍；然而在短短的几周后，法军就被迫从林地撤军。此时，25 000 人的军队仅剩 3 000 人，该军事行动最终以失败告终。杀死大部分法军的不是别的，正是黄热病。

拿破仑一方面认为黄热病疫情严重的美洲已不适于殖民，另一方面考虑到法英正在打仗，国家财政吃紧，便于第二年把路易斯安那以平均每英亩三美分的价格转让给了美国。1803 年的路易斯安那拥有大片面积，通过购买该地使美国当时的领土增加了一倍，为当时美国朝着大国方向迈进奠定了坚实的基础。

传染黄热病的源头为某种蚊虫。1901 年，美国军医沃尔特·里德(Walter Reed)少将发现蚊子所携带的黄热病致病因子是一种滤过性病毒，即黄热病病毒（yellow fever virus，YFV）。该病毒是首个被发现的人类病毒，同时该疾病也是首个被证实的通过蚊类媒介传播的急性病毒性传染病。

黄热病流行于非洲和南美洲的赤道附近，该病的主要影响对象为人类和猴子，传播媒介为埃及伊蚊（*Aedes aegypti*）。约有一半的进入毒性期的患者在10～14天内死亡。

黄热病会导致破坏性极强的疫情，是目前世界卫生组织唯一进行强制免疫的疾病，这意味着当入境某个感染国，或从感染国出境前往另一个非感染国时，必须出具有关黄热病免疫接种的证书。

（三）细菌的"追猎者"

很多年来，有关病毒的研究始终集中于其在疾病中承担的角色和具备的功能，而它们的名称也由此而来，如丙型肝炎病毒和烟草花叶病毒。由于病毒导致人生病，科学家们的研究目的主要在于如何防止病毒病。直到100年前左右，噬菌体被发现之后，人们对病毒感染范围的认识得到进一步扩大，除了植物和动物外，细菌也能被病毒感染，病毒在某些情况下对人类是有益的。

在一家炼钢车间突然发生了严重的生产事故，一位名叫大刚的工人被钢水烫成重伤。在医院救治过程中，他的右腿却突然严重感染了绿脓杆菌，病情急剧恶化。紧急情况下，医务人员使用培养出的一种可以消灭绿脓杆菌的病毒治愈了大刚。

这一情节出自一部名为《春满人间》的电影，它以1958年我国第一位细菌学博士余贺教授利用病毒成功治愈了遭受绿脓杆菌（*Pseudomonas aeruginosa*）感染的烧伤病人的事迹为原型创作的。

这种神奇的能"捕食"细菌的病毒就是噬菌体。作为感染微生物的病毒的总称，其名称的由来是其能引起宿主菌裂解的"噬菌"功能。

早在 1896 年，英国一位名叫汉金（Hankin）的细菌学家发现水中存在抗细菌现象，并认为此现象是某种不明物质所导致的。1915 年，英国病理学家弗德里克·特沃特（Frederick Twort）首次在葡萄球菌（*Staphylococcus*）中发现可以感染细菌的病毒。随后，1917 年，费里斯·代列尔（Félix D'Herelle）同样自主发现可感染细菌的病毒，并将其称为"bacteriophage（噬菌体）"。

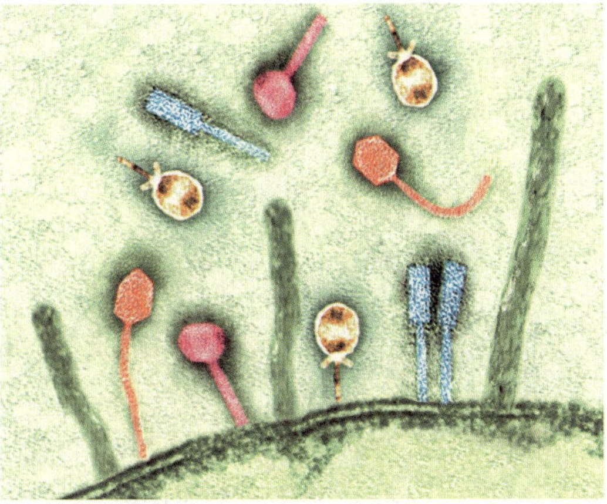

噬菌体

之后，他还分别在鸡的霍乱、人的痢疾、淋巴腺鼠疫上用噬菌体进行治疗试验，均实现良好的效果，证实了噬菌体可用以治疗细菌病。代列尔成功地推测出，噬菌体通过过滤，并持续繁殖，消灭新的细菌细胞。之后，通过使用该方法，他成功地治愈了痢疾病人。

（四）与生命如影随形

新病毒的发现一直没有止步。

1931 年，来自德国的物理学家恩斯特·鲁斯卡（Ernst Ruska）和工程师麦克斯·诺尔（Max Knoll）创造了电子显微镜（electron microscope），在该显微镜的帮助下科学家第一次获得了有关病毒形态的照片。

1936 年，英国生化学家弗雷德里克·鲍顿（Frederick Bawden）和诺曼·皮里埃（Norman Pirie）证明蛋白质和核酸共同组成烟草花叶病毒。

1955 年，英国一位名叫罗莎琳德·富兰克林（Rosalind Franklin）的物理化学家第一次揭示了烟草花叶病毒的整体结构。

20 世纪的下半叶，大部分能够感染动、植物或细菌的病毒在这一期间被科学家发现，因此这段时期被认为是发现病毒的黄金时代。

1967 年，美国医生巴鲁克·布伦博格（Baruch Blumberg）发现乙型肝炎病毒（hepatitis B virus，HBV）；1983 年，法国巴斯德研究院的吕克·蒙塔尼（Luc Montagnier）及其同事弗朗索瓦丝·巴尔·西诺西（Francoise Barre Sinoussi）首次分离获得了一种逆转录病毒，即如今众所周知的艾滋病病毒。因此，二人同人乳头状瘤病毒（human papilloma virus，HPV）的发现者德国科学家哈拉尔德·楚尔·豪森（Harald Zur Hausen）一起，被授予 2008 年的诺贝尔生理学或医学奖。

过去，在定义病毒时，人们常用“体形比细菌小的”来形容。然而，目前已发现的最大病毒——2014 年在西伯利亚冻土层中发现的西伯利亚阔口罐病毒，其体积不亚于许多细菌。

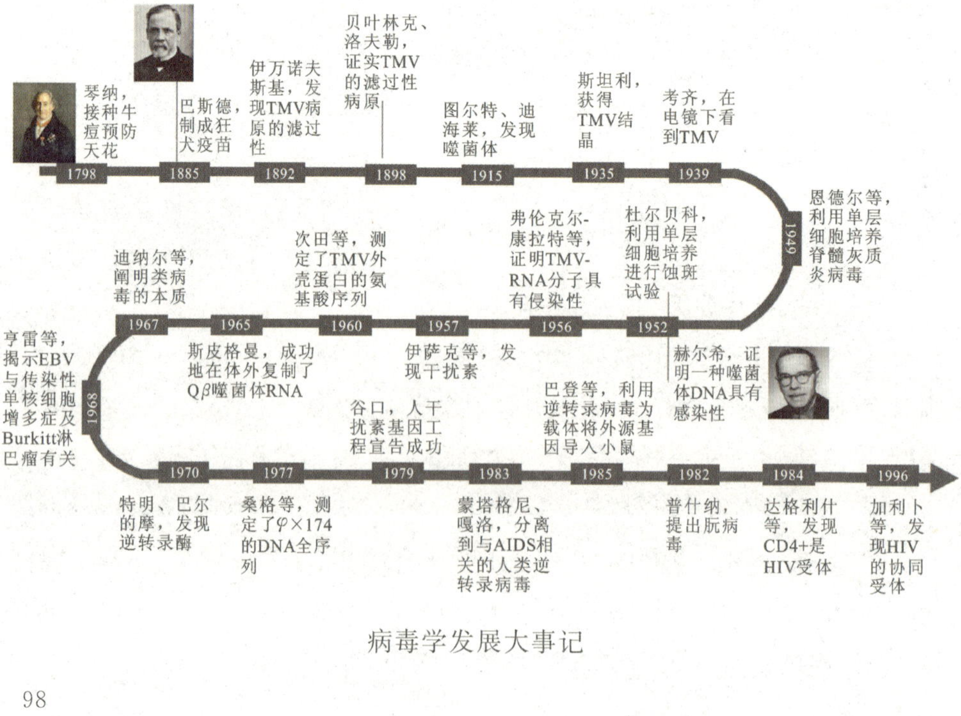

病毒学发展大事记

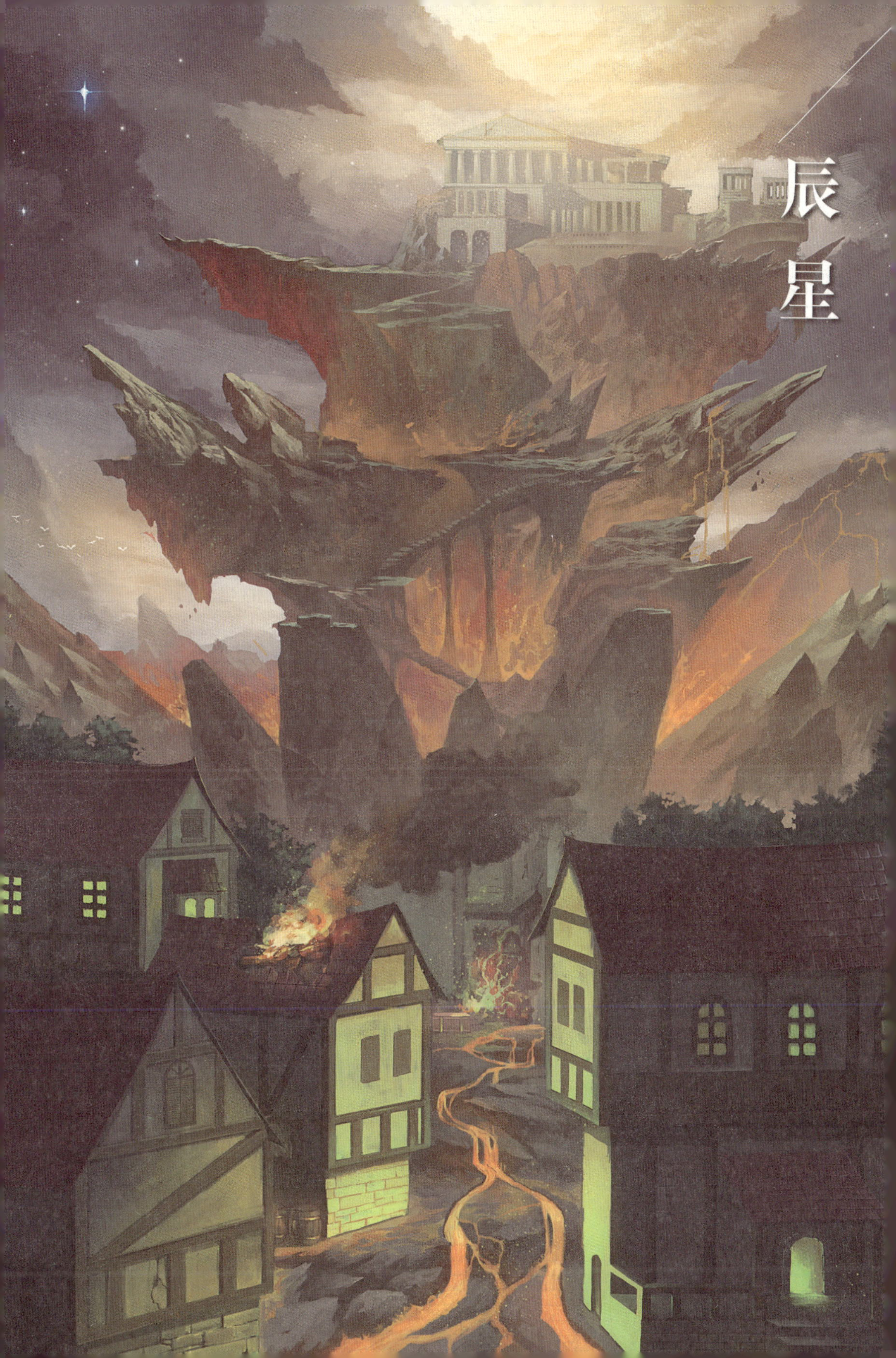
辰星

辰星·奥林匹斯众神之天火

“火的女儿是一种古老的传染病，来源于人们对天花患者外表的想象。”

——牛痘接种彻底消灭了天花，书写了人类战胜死神的伟大篇章。今天的人们有幸只在历史的尘埃中得知这种恶疾曾经存在过。

第十一章 远古烈焰之剑

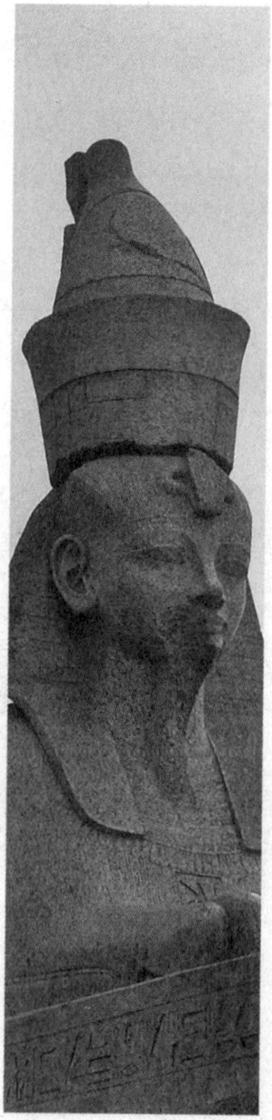

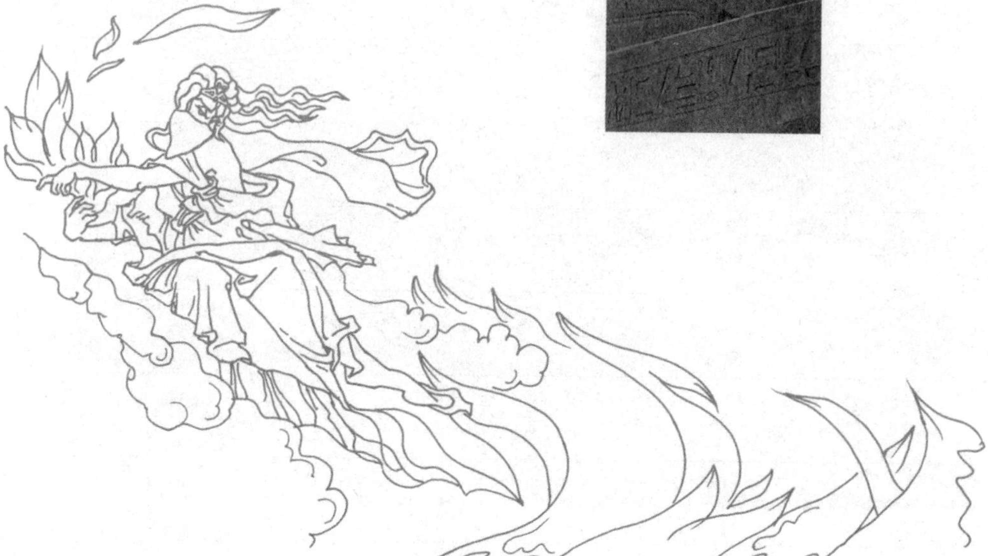

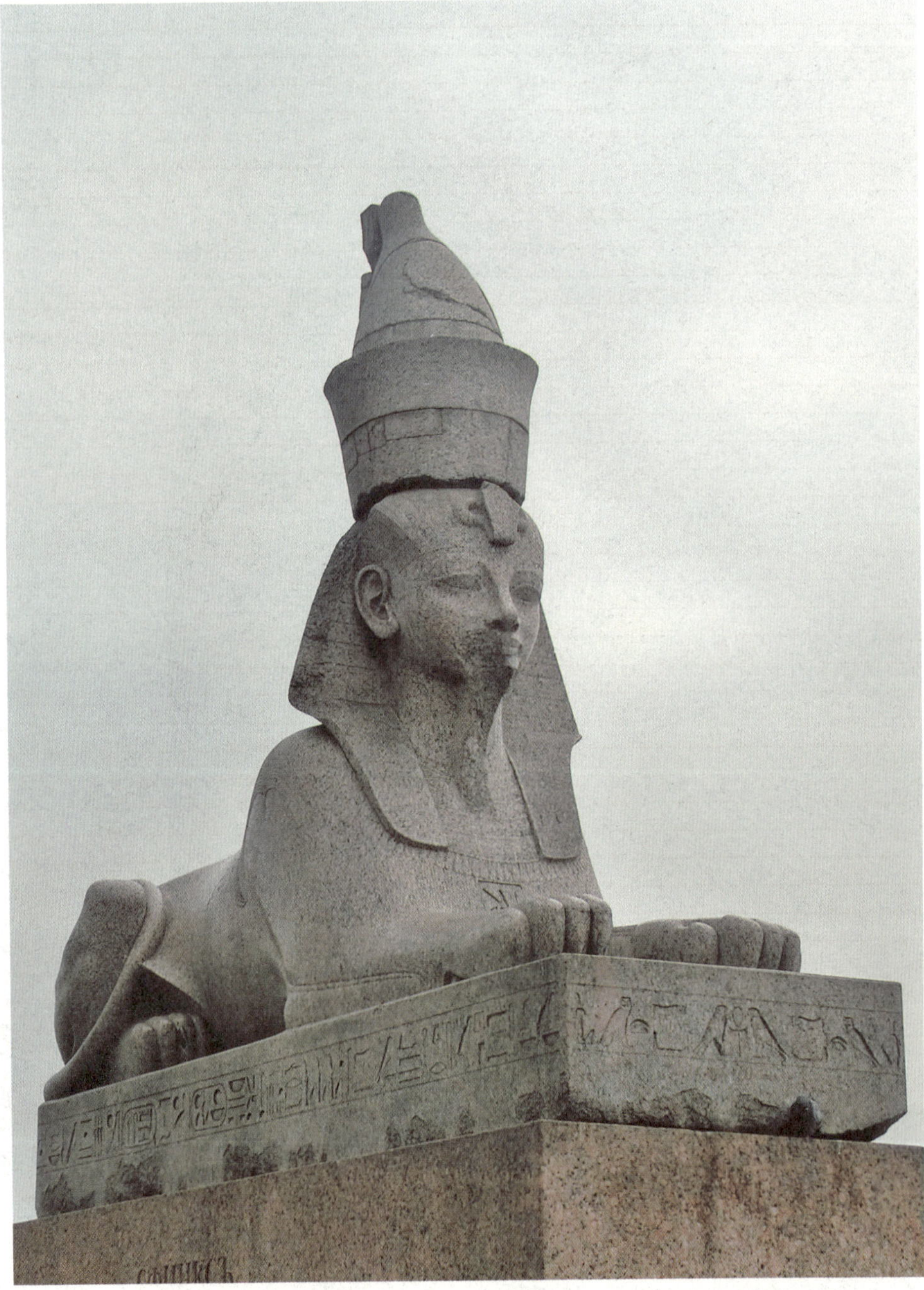

（一）火的女儿

天花是一种古老的，由天花病毒（variola virus）所导致的传染病。早在一两万年前的某个时期，天花就已在地球上出现。

三千多年前，埃及法老拉美西斯五世（Ramesses V）患上了一种怪病。他全身的皮肤出现了红疹，这些疹子过了一段时间后发展成了脓疱。法老感觉浑身疼痛难以忍受，便召来许多医生，但他们纷纷表示从未见过这样的怪病。结果没过多久，法老就因病去世了。直到他的木乃伊被发现，人们才惊奇地注意到其尸体上存有天花的疤痕，这表明法老是因感染骇人的天花病毒而死的。拉美西斯五世是目前人类发现的最早的天花病人。

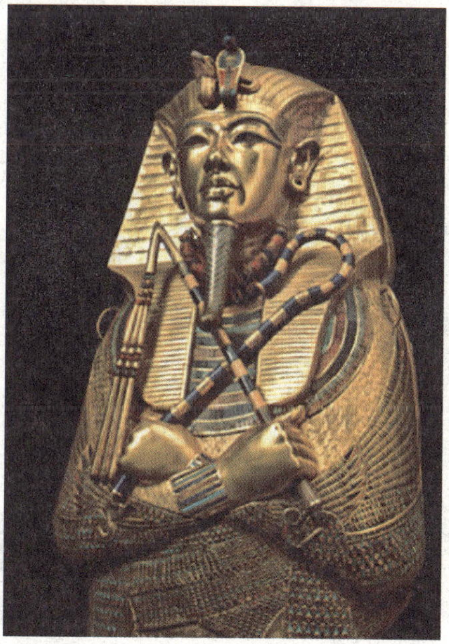

埃及法老像

此后，通过利用不同的化石证据，专家根据“分子时钟法”(molecular clock)推算出了不一的结果：天花也许是6.8万～1.6万年前来源于啮齿动物病毒的演化；也可能是在3000～4000年前，从沙鼠痘病毒中分离而来，正好与首名天花患者的生活时期吻合。

据考证，天花最原始的称呼来源于古希腊人对天花患者外表的想象，意思为“火的女儿”。据史料记载显示，中世纪天花流行于世界各地，约有10%的居民因感染此病而死亡，平均每5个人中就有1个人的脸上存有天花的印记——麻子。中国人将此病称为“天花”。

（二）致命毒痘

天花的拉丁名称为variola。天花病毒（*Orthopoxvirus variola*）是一种痘病毒，外形如边长为400 nm的长方体。天花病毒是所有已知致病病毒中体形最大的。

天花病毒非常复杂，与艾滋病病毒只含有10个基因相比，它的DNA携带约200个基因，并分为三个变种，分别是大天花、中天花和

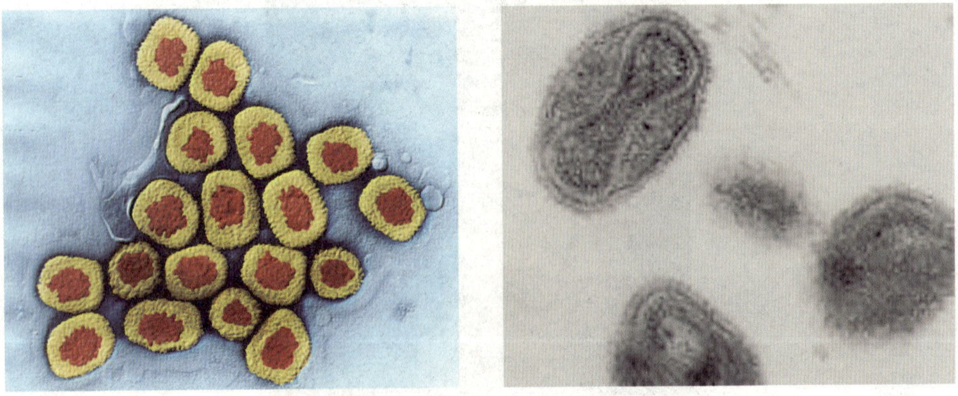

天花病毒

小天花。常见的病毒是大天花病毒。感染大天花的病人约有 1/4 会死亡，烈性天花和出血型天花往往致命。

感染天花病毒后的潜伏期为 7～17 天，平均为 12 天。初期症状包括高烧、疲累、头疼及背痛。2～3 天后，病人的脸部、手臂和腿部会出现典型的天花红疹。在发疹初期，伴随疹子还会出现淡红色的块状面积。几天后，病灶开始化脓，第 2 个星期后开始结痂。随后的3～4 周渐渐变成疥癣，随后慢慢剥落。天花导致死亡的原因一般是不可控制的毒血症或大出血。

水痘是由水痘-带状疱疹病毒（varicella-zoster virus，VZV）初次感染引起的急性传染病，以发热及成批出现周身性红色斑丘疹、疱疹、痂疹为特征。过去，人们常把水痘误认为天花；但二者之间存在两个明显差别：其一，水痘不像天花般会长在病人的手心及脚心；其二，与天花不同，水痘引发的脓疱大小并不一致。现代医学诊断方式已可区分天花及水痘。

最初，天花可能仅仅是一种存在于家畜身上的、相对无害的痘病毒，经过进化和适应后，才变成天花这种人类疾病。而此后，类似人们感染牛痘的偶然事件陆续出现。

天花致死的病例也许发生在人类进入农耕文明以后，这时人类开始驯养新的动物并与它们一同生活，而且常住在同一个房间里。天花也可能来源于人们和野生动物的接触，就像目前中非地区的某些人遭受猴痘感染。

（三）侵入密径

天花是一种具有高度传染性的疾病，通过呼吸道吸入是其主要的传播途径，而长期面对面地近距离接触（1.8 m 范围之内）是人际传播的主因。病人咳嗽、喷嚏的飞沫形成气溶胶并经空气传播是主要的传播方式。此外，病毒还会通过污染的尘埃、被污染的衣物、食品、用具等以及破裂后的皮疹渗出液进行传播。

天花病毒不能在空气中长时间存活，在 37 ℃的温度下仅能存活 24 小时。尽管该病毒能穿透胎盘，但仅有极少数的人患有先天性天花。

通过吸附于易感者的上呼吸道，天花病毒入侵体内。病毒进入呼吸道后首先袭击呼吸系统表面的黏膜，再到达扁桃体等淋巴组织大量繁殖后进入血液，形成首次短暂的病毒血症（viremia）；之后感染细胞其繁殖后再次进入血液，造成第二次病毒血症。

通过血液循环，病毒能更广泛地扩散至全身皮肤、黏膜及内脏器官组织。经过 2～3 天的前期症状后，天花痘疹会出现。由于该病毒不耐热，患者发热后，病毒血症仅能持续一段很短的时间。

第十二章
狂飙旋风

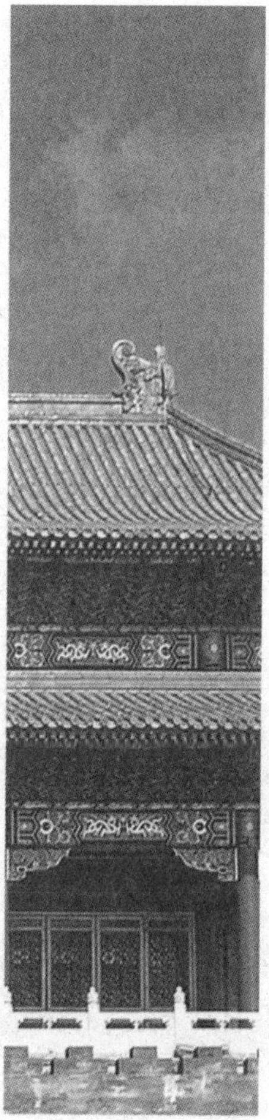

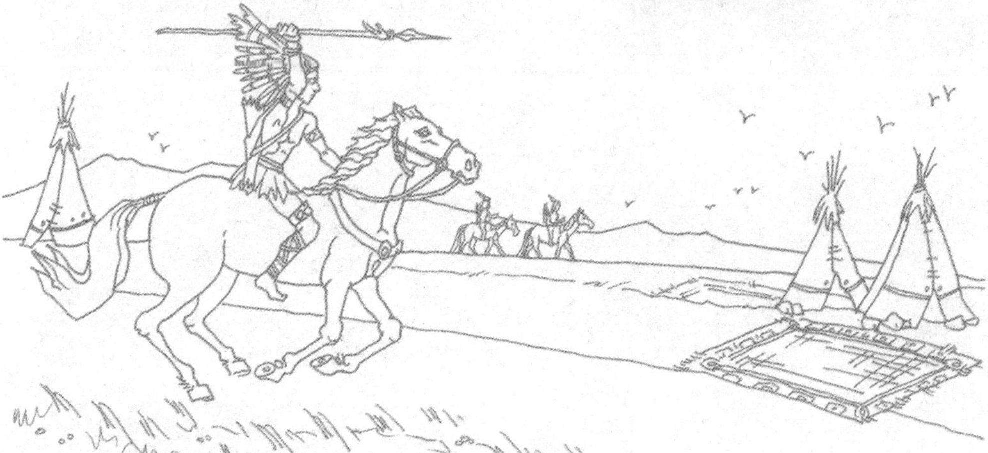

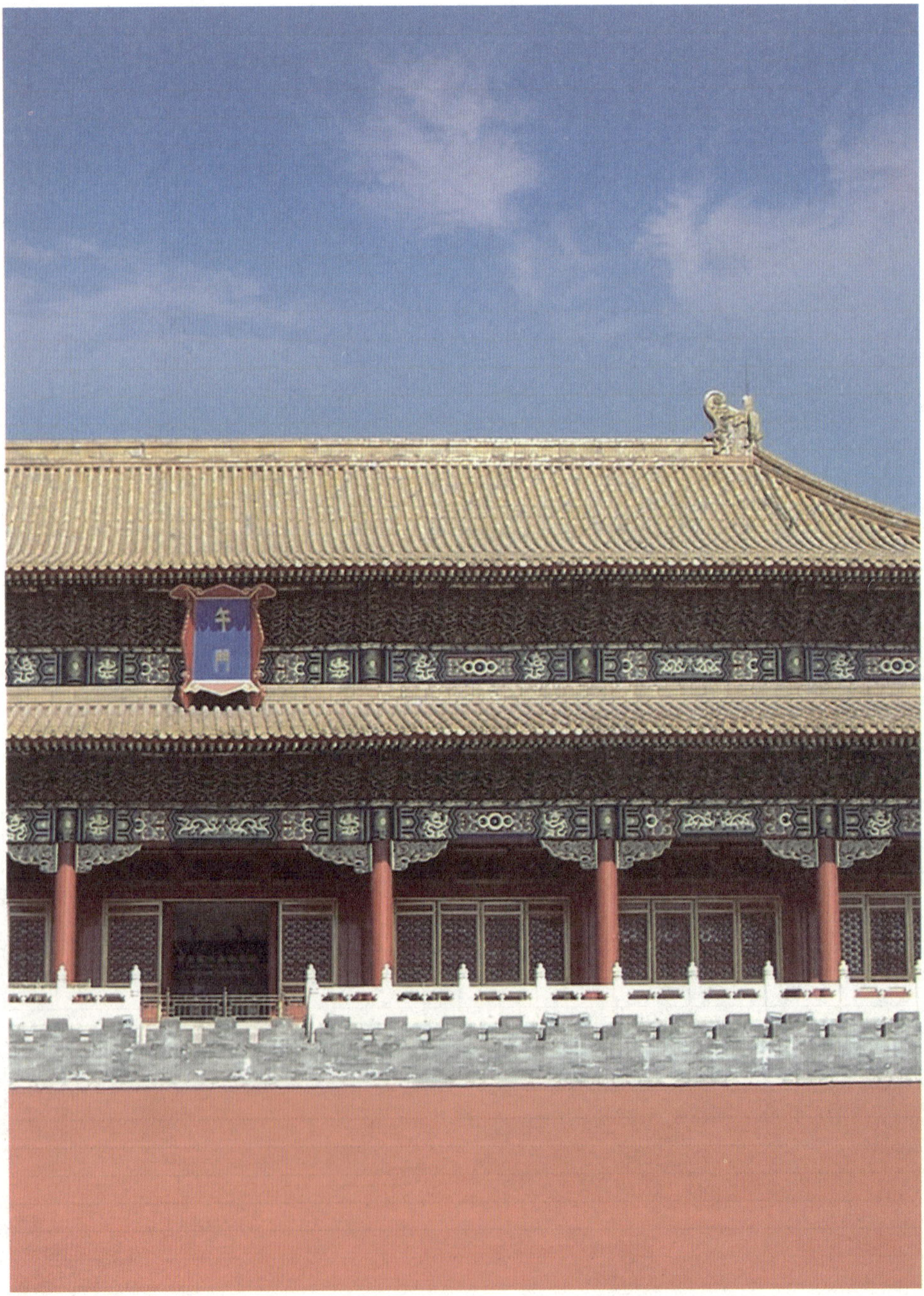
午門

(一)黑色的幽灵

早在3000年前,世界上就存在天花这种急性传染病,古代中国、印度和埃及都有对天花疾病的相关记载。前面提到的埃及法老拉美西斯五世的木乃伊上就存在疑似天花皮疹的迹象。

我国的史料显示,天花于汉光武帝建武年间,即公元25～55年,于南阳击虏所得,故称为"虏疮",是由境外传入我国的,并在唐宋时变得越来越多,而进入元明后则更为猖獗。此后,在世界多个地方,天花展开大流行,并导致不计其数的人类,尤其是儿童因此丧命。

目前,还未发现有历史文献明确记载天花入侵欧洲及亚洲西南部的具体时间。有说源于埃及(Egypt)与埃塞俄比亚(Ethiopia)的"雅典瘟疫"(plague of Athens)就可能是天花。除此之外,天花可能源于164～180年横扫整个罗马帝国的"安东尼瘟疫"(plague of Antoninus or Galen)。一些学者认为,天花病毒是在公元7～8世纪由阿拉伯军队从非洲带入欧洲的。

天花病毒在公元前164年从罗马扩散至欧洲和波斯地区,这一过程长达15年。当时位于罗马的120万朝圣者最后存活下来的还不到10%,从人口急剧锐减推测,天花导致古罗马文明的衰落。当时人们对天花十分畏惧,谈"痘"色变,英国史学家托马斯·巴宾顿·麦考莱(Thomas Babington Macaulay)更将其称为"死神的帮凶"。

天花于18世纪在欧洲大肆扩散,导致该地区超过1.5亿人死亡。有学者认为,随后的欧洲殖民行动导致天花扩散至世界各地,而印第安人是这次悲剧的受害者。

(二)新大陆的"不速之客"

西班牙(The Kingdom of Spain)将领科尔斯特在15世纪率500名

军士攻打阿兹特克(Aztec)(今属墨西哥城),遭到城市人民的顽强抵抗。当时,该市有2 500多万人口和300万军队,从人数上来看,西班牙人明显不是阿兹特克人的对手。

然而不幸的是,一位被阿兹特克人俘虏的西班牙士兵遭遇了天花感染。由此,该病在很短的时间内便在阿兹特克人中扩散开来。于是便出现了令人意想不到的一幕:因为阿兹特克人是首次与该病接触,毫无防备的大批士兵相继倒下,而西班牙士兵之前因得过天花有抵抗力而平安无事。

仅在十年的时间里,阿兹特克的人口数量从2 500万骤然降至650万,人口降低了74%。代表印第安民族繁盛辉煌文明之一的阿兹特克帝国并未被不足千人的西班牙军队消灭击败,反而被看不见的天花击溃了。

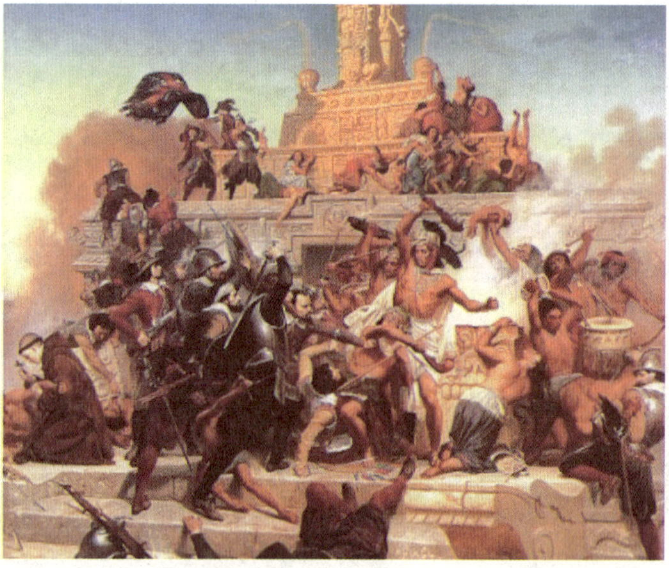

科尔斯特征服阿兹特克帝国

英国殖民主义者于 1763 年入侵加拿大(Canada),当地印第安人起而反抗。某天,两名印第安人首领忽然收到了由英国人赠予的毯子和手帕。而随后在很短的时间内,许多印第安人陆续患病,丧失了战斗力,甚至因病死亡,英国的殖民者实现了不战而胜的目的。

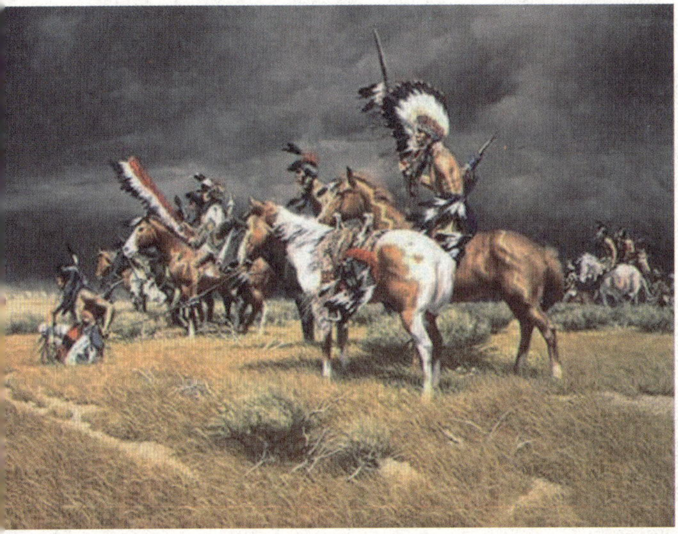

印第安战士

原来,英国人从医院里拿来了天花患者使用过的毯子和手帕,上面沾染了这些患者皮肤黏膜排出的病毒。几个月后,在印第安人居住的地区出现并流行一种从未见过的奇怪疾病。通过利用这种肮脏的"礼物",英国人无耻地赢得了一场没有枪声的战争。

(三)天命所归

历史上,有不少著名人物染上过天花,比如音乐家莫扎特、俄罗斯沙皇彼得三世、英国的伊丽莎白一世、法国的路易十五。美国总统乔治·华盛顿、安德鲁·杰克逊及亚伯拉罕·林肯也都患上过天花。华盛顿是在到访巴巴多斯时染上该病,杰克逊是在独立战争时的英军监狱中发病;而林肯则是被其儿子传染而得病。

在清代，尤其是满清入关之初，天花的暴发及其致死率之高使清皇室诚惶诚恐，当时的皇子皇孙夭折者大多是因感染天花而死亡，顺治皇帝终生“避痘”，但最终仍因感染天花而死亡，对整个清廷的震撼最为强烈。

顺治十八年，皇帝突然感染天花，病情严重，立太子之事首当其冲。顺治生有八个皇子，其中有四个因感染天花而夭折，而有一名得过天花而幸免于死。长期以来，顺治帝偏向于次子福全，但孝庄皇太后则希望立三子玄烨为太子。

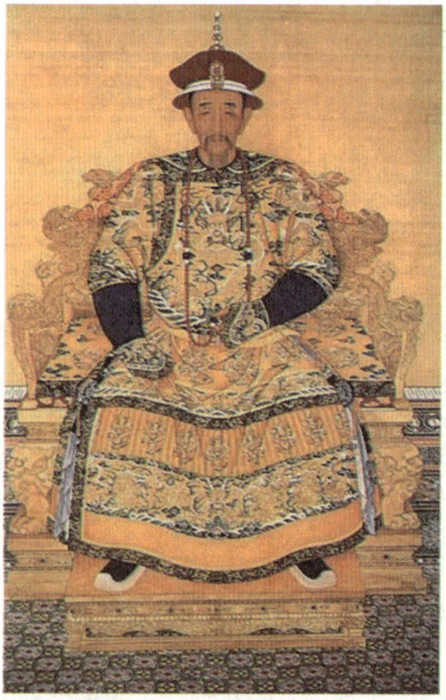

康熙皇帝

此时，顺治求助于当时在宫中当差的西洋传教士，来自德国的天文学家汤若望(Johann Schall von Bell，顺治帝曾尊称其为“玛法”)。通晓医学知识的汤若望被请去发表意见时，理智地提出：由于玄烨患过天花，已获得抵抗天花的永久免疫力，立其为皇太子更有保障。这一建议使顺治帝决定立玄烨为太子。

玄烨即位，年号康熙，是清朝第四位君主，开创了中国封建时代著名的“康乾盛世”。为了预防天花，在婴幼时期，他便被送出皇城进行严格的避痘，“未经出痘，令保母护视于紫禁城外，父母膝下，未得一日承欢，此朕六十年未抱廉之处”(《清至祖实录》卷290)。那时由于避痘而度过的凄苦无依的日子，令年逾花甲的康熙，仍感历历在目，难以释怀。

第十三章

逆袭的火神封印

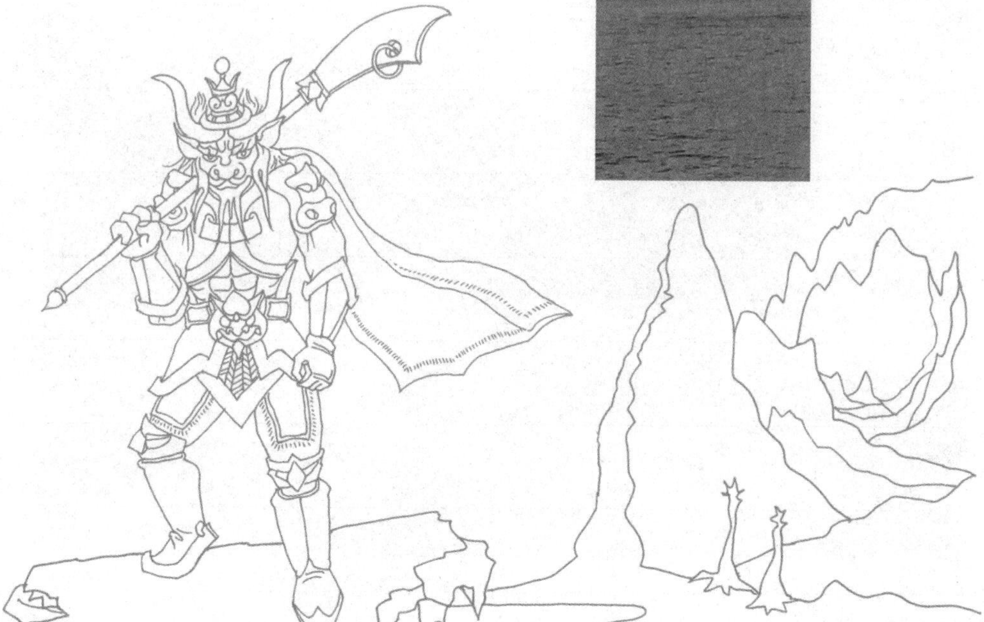

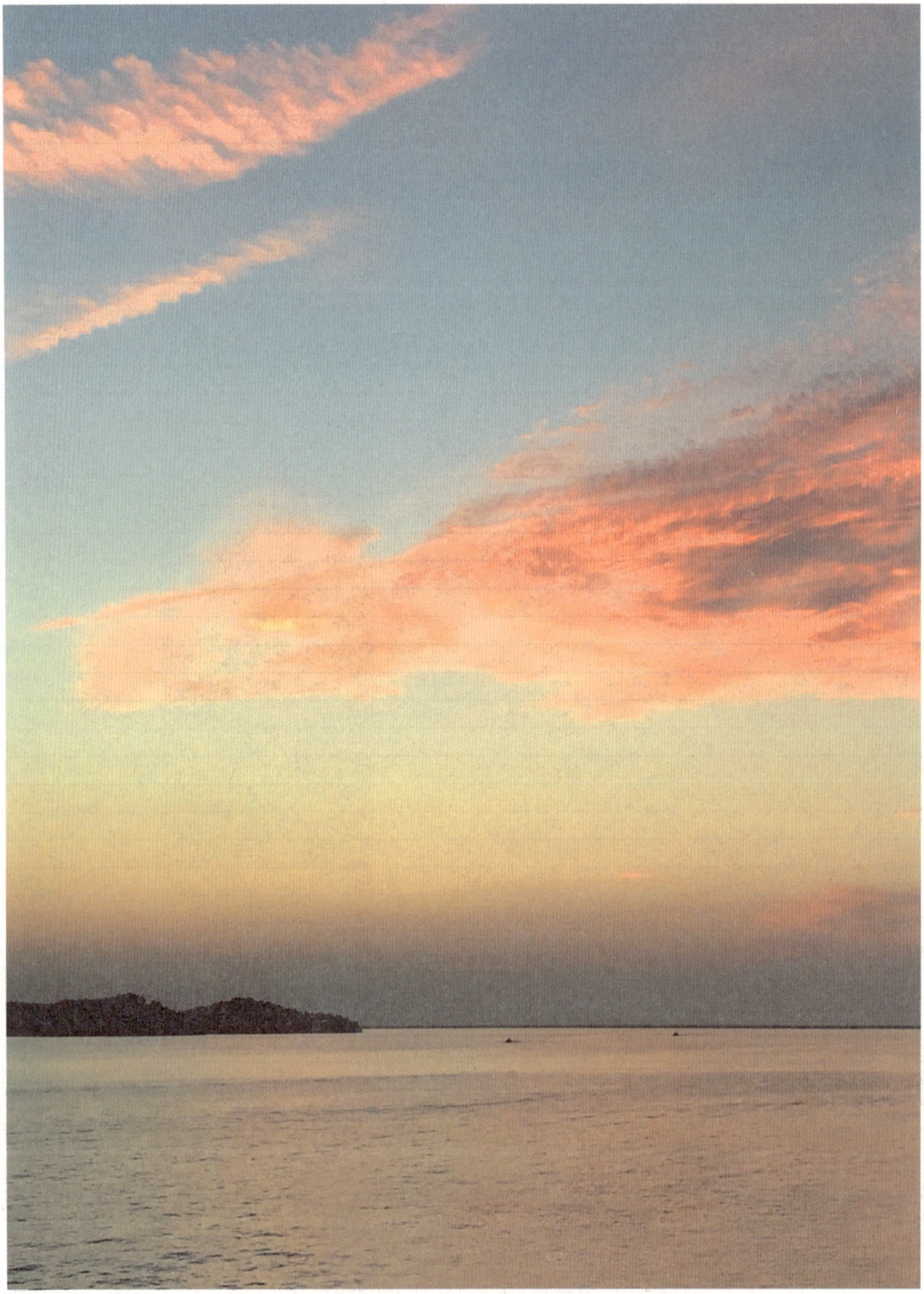

1809 年，法兰西第一帝国皇帝拿破仑·波拿巴（Napoléon Bonaparte）接到一封由英国乡村医生寄来的信件，信中请求他释放两名英国战俘。彼时法国正与第 5 次反法同盟交战，战俘是被用以交换的，而英法两国的战争已陆陆续续进行了上百年，可谓“世仇”。因此，拿破仑的手下相信其一定会如同往常一样，将信顺手丢入壁炉里。然而，拿破仑在看了信的签名之后却说：“对这位伟人的任何请求我都不会拒绝的。”该医生就是爱德华·琴纳（Edward Jenner）。

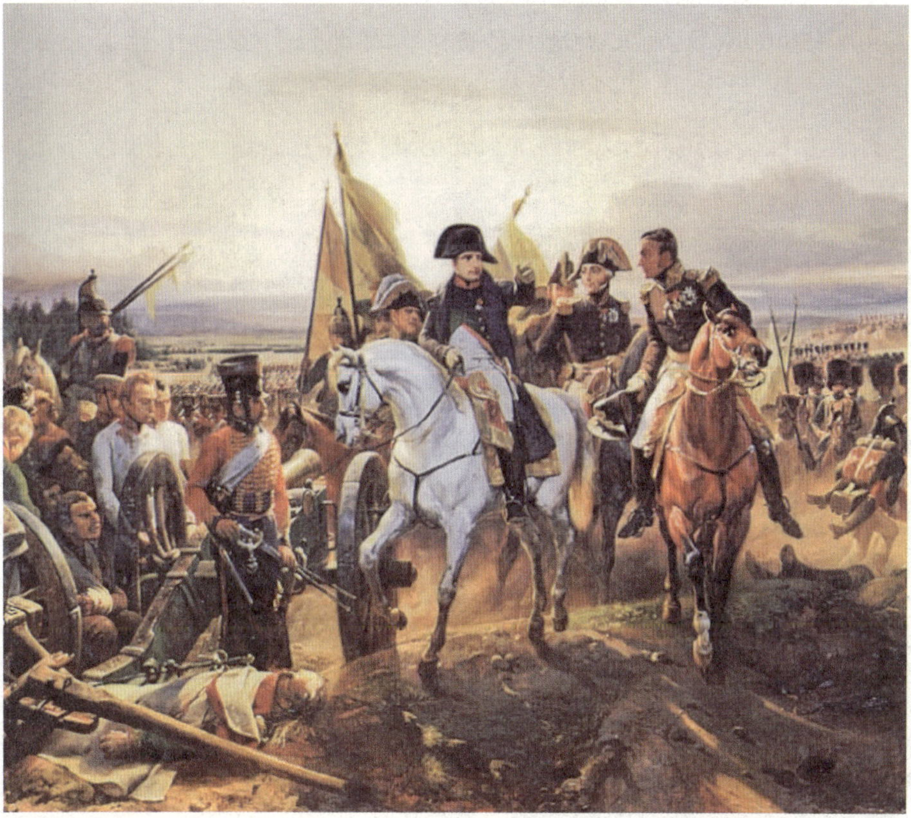

拿破仑在指挥作战

作为一位欧洲霸主，拿破仑为何对一个来自仇敌国家的乡村医生如此尊敬？让我们来看看这位在他眼中的时代伟人的事迹。

天花病毒在18世纪是最致命的人感染病毒，因此当时对它所引起的疾病的防治是医学上的一个难题。几千年来，天花使无数的人死亡或毁容，每四个患病者中就有一个死亡。幸存的人不仅满脸留下疸痕，甚至很多人会丧失视觉和听觉，或得结核等疾病。一直到18世纪末，天花每年杀死的欧洲人高达40万。

1749年5月17日，爱德华·琴纳出生于英国的格洛斯特(Gloucestershire)，其父亲是一名牧师。琴纳长大之后，下定决心做一名医生。他13岁时就师从留德洛夫医师，勤勤恳恳协助诊治患者长达7年之久。琴纳不仅学识广博，而且多才多艺。他研究地理，精通诗文，擅长乐器。1792年，琴纳获得了圣安德鲁斯大学(University of St Andrews)医学学士学位。

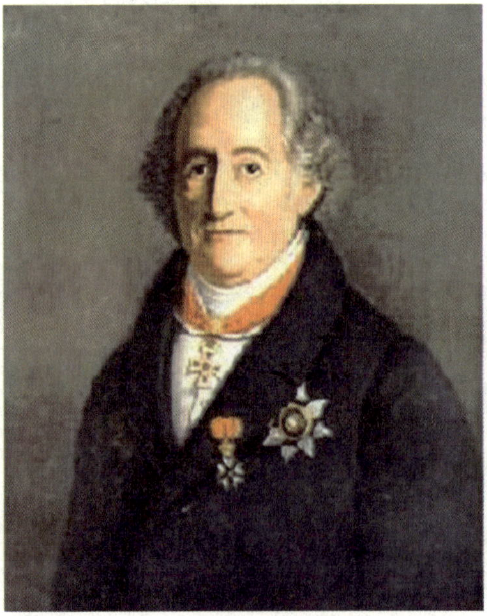

爱德华·琴纳

那时，时刻暴发的天花疫情使医生们感到焦头烂额，患者被病痛折磨得死去活来。为了找到医治天花的有效方法，琴纳进行了深入研究。他意外发现挤奶女工很少感染天花，便询问这些挤奶的姑娘。她们纷纷回答自己虽没有得过天花，但手上会起一些小脓疱，很短时间便会恢复。

琴纳的这一意外发现源自一次偶然事件。邻居潘金斯先生遭遇天花感染奄奄一息，他太太未得过天花，因而请了一位年轻漂亮、皮肤光滑的挤奶女工来帮忙。这位女工自信地说："先生尽管放心，我得过牛痘，是不会染上天花的。以前曾照顾过好几个天花患者，从来没有被传染过。"

最后的结果让人大喜过望，虽然潘金斯先生脸上全是丑陋的疤痕，但最终战胜了死神；而护理他的挤奶姑娘平安无事，仍然是那样容貌美好、动人心神。

为何别人都会得天花，而挤奶女工不会，莫非这仅是巧合？琴纳深入研究发现，原来牛痘属于天花的一种，人只要得过一次天花就能获得永久对抗此病的防护力；而从事挤奶和牧牛的姑娘们在与牛接触

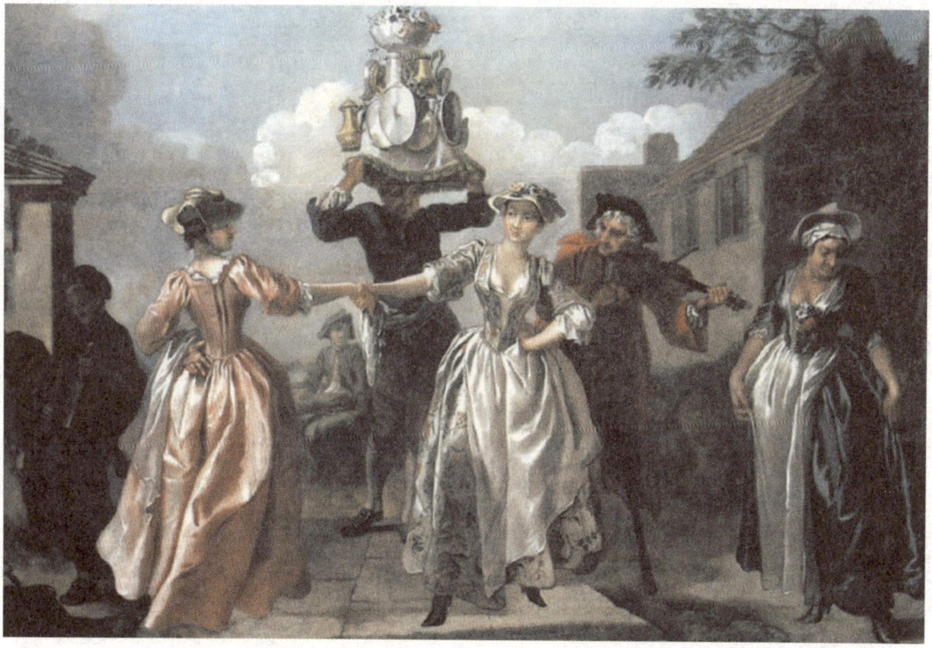

挤奶女工的劳动节

时,因遭受牛痘感染具备了抵抗天花的免疫功能。可以采用对人们进行人工接种牛痘的方法预防天花。

由于受到实验主义和严谨学风的影响,琴纳认为不应只有思考,还得通过实验进行验证。实验先由动物身上开始,结果显示,但凡种了牛痘的动物都不会得天花。在完成动物实验后,琴纳尝试对五名曾患过牛痘的牧工进行天花脓液的接种,后者均未感染上天花。

他采用了最具说服力的对照试验。其中一组为二十名遭遇过牛痘自然感染的人,另一组为从未患过天花也无牛痘感染史的人。琴纳对这两组人员都进行了人痘接种。最后,第一组的人并未发生异常反应,而另外一组出现了高烧、出痘等严重症状,甚至其中有些人还得了天花。这充分显示,得过牛痘的人具有抵抗天花的免疫力。

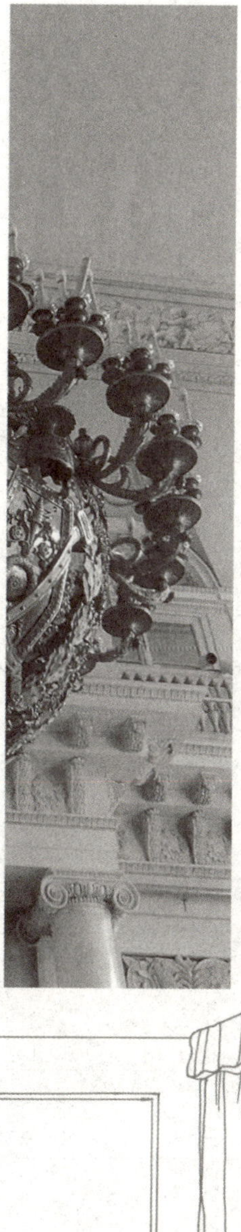

第十四章 大气层的振荡波

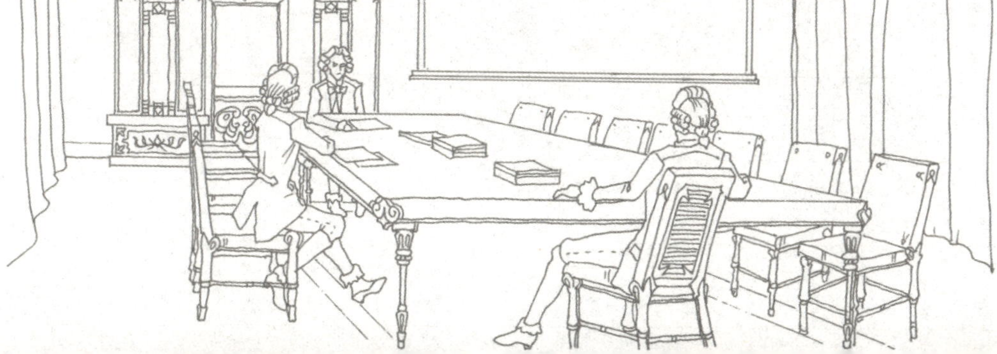

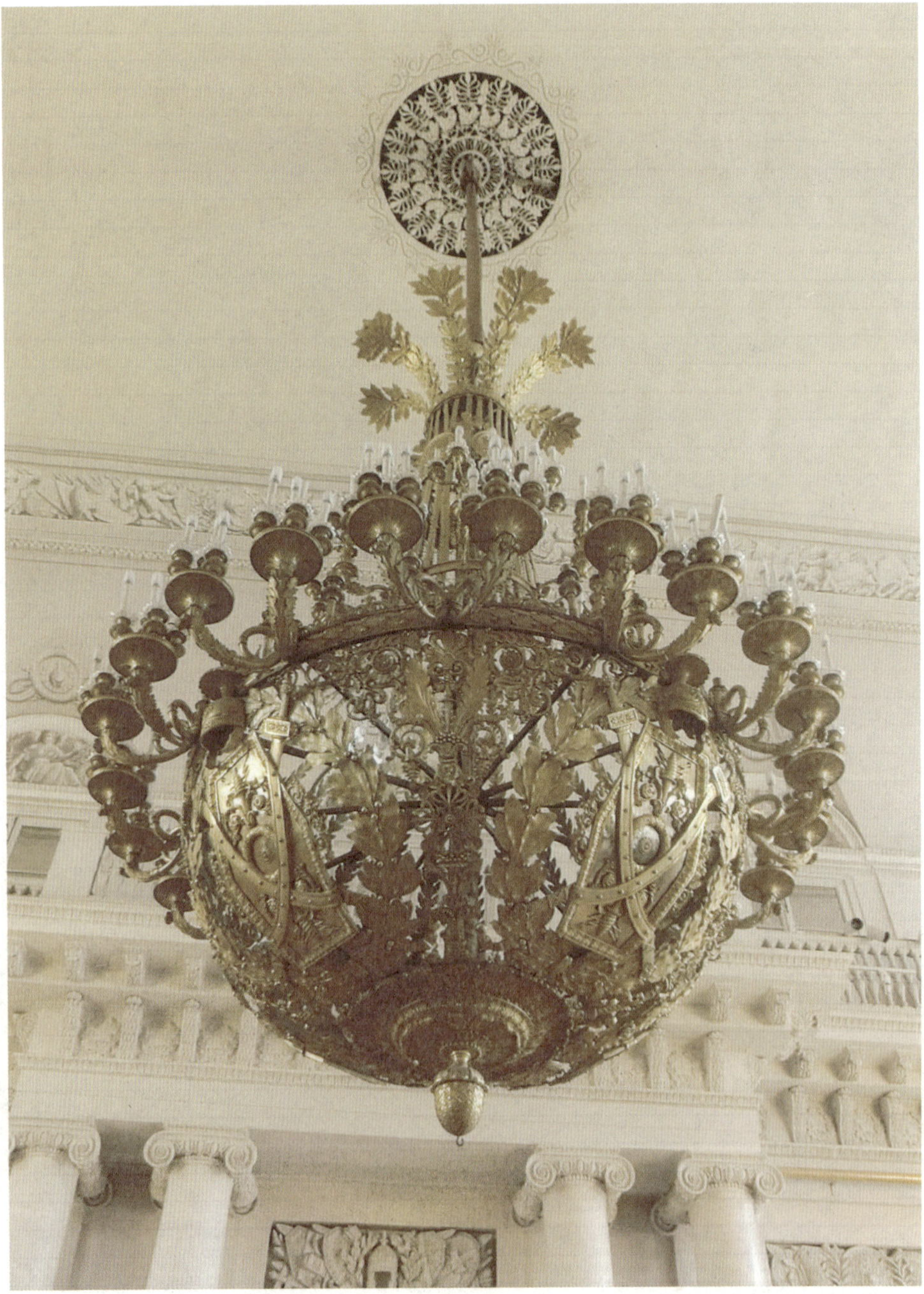

当琴纳医生把其研究成果送至英国皇家学会时，他们却拒绝刊印。

在处境艰难的这段时期里，琴纳的两位导师一直对其给予鼓励，而且妻子凯瑟琳始终表示理解并支持丈夫从事的崇高事业。在他们的小孩刚满一岁半的时候，村庄暴发了骇人的天花，且有不断扩散的趋势。天天都会传来有孩子因此病而夭逝的坏消息。

难道就只能看着灾祸临头吗？为了救治孩子，更为了救治那些被天花折磨的不计其数的其他生命，琴纳最终下定决心在自己的儿子身上开展牛痘接种实验。

琴纳取下了一些脓液，谨慎小心地将其接种在儿子的胳膊上。之后的几天里，他日夜留心和观察接种的变化和反应。起初，孩子接受接种的胳膊上出现了小小的脓疱，并出现了轻微发烧的症状。过了几天，所有发生的一切都符合琴纳以往观察的情形，康复了的儿子仍然那么活泼可爱。

为使更多的人相信通过牛痘接种可以防治天花，琴纳决定进行一次公开试验。1796 年 5 月 14 日，琴纳找到一个正在患牛痘病的挤奶女工，用针从她手臂上的水泡里沾了一点脓液，随即涂在一个从未出过牛痘和天花的小男孩詹姆斯的皮肤里。

自第 4 天开始，詹姆斯胳膊的划痕处出现了一系列接受种痘后的反应。半个月过后，詹姆斯平安无事。为了验证这一效果，在六周之后，琴纳再次对詹姆斯进行了人痘接种，结果其并未产生任何天花的症状。实验再次取得了成功！

为了保障人体安全，琴纳仍想进行重复实验。为了找到一个明显的牛痘病人，他等待了两年之久，然而他并未因此而发表只进行过一次实验的研究成果，而是始终耐心地等待着。

1798 年，琴纳终于找到了一位牛痘患者，又一次进行的实验最后也以成功结束。直到这时，他才将研究报告对外发表，正式宣布天花是可被人类征服的。

在拉丁语中，牛被称为 vacca，而牛痘被称为 vaccina。琴纳将借助接种牛痘而具备抵抗天花的免疫力的方法称为 vaccination，也就是人们所说的“种痘”。

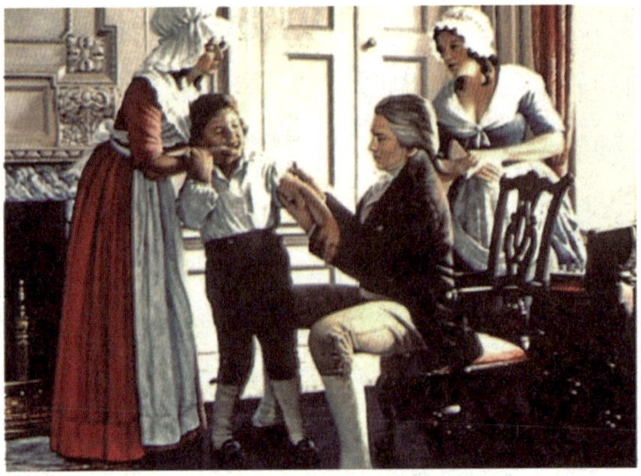

琴纳为小男孩接种

在 1798 年的秋天，琴纳发表了有关通过接种牛痘以预防天花的文章《牛痘来源及其效果研究》(“An Inquiry Into the Causes and Effects of the Variolæ Vaccinæ, Or Cow-Pox”)。他用 23 个实例证明了牛痘的奇特之处，即人感染牛痘后即使将天花脓液注射入皮肤也不会再得天花；并系统阐释了通过接种牛痘预防天花的效果，阐述了牛痘的形态特征，介绍了牛痘取浆、牛痘接种方法及接痘后的反应等。

出乎琴纳意料的是，他写的这本小册子在英国竟然引起了一场轩然大波，那些不愿采用这一新方法来预防天花的医生们对牛痘接种大张挞伐。他们难以相信牛身上的病可用以预防人类疾病。英国皇家学会也不相信一位普通医生能研究出制服天花的方法，同样对他的观点予以驳斥。

第十五章

霹雳神盾的征途

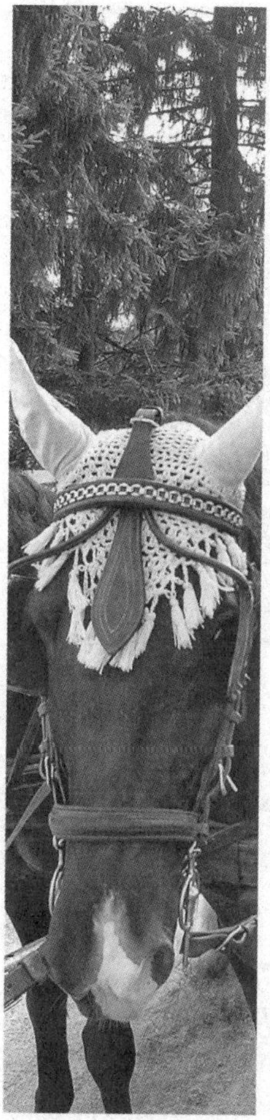

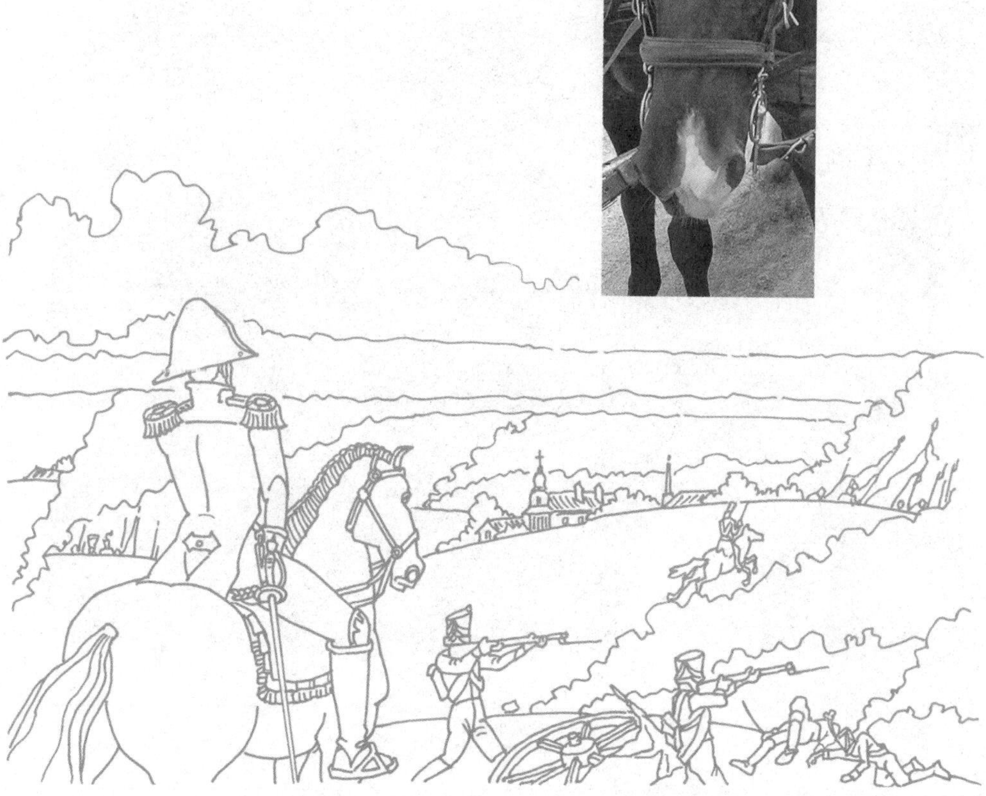

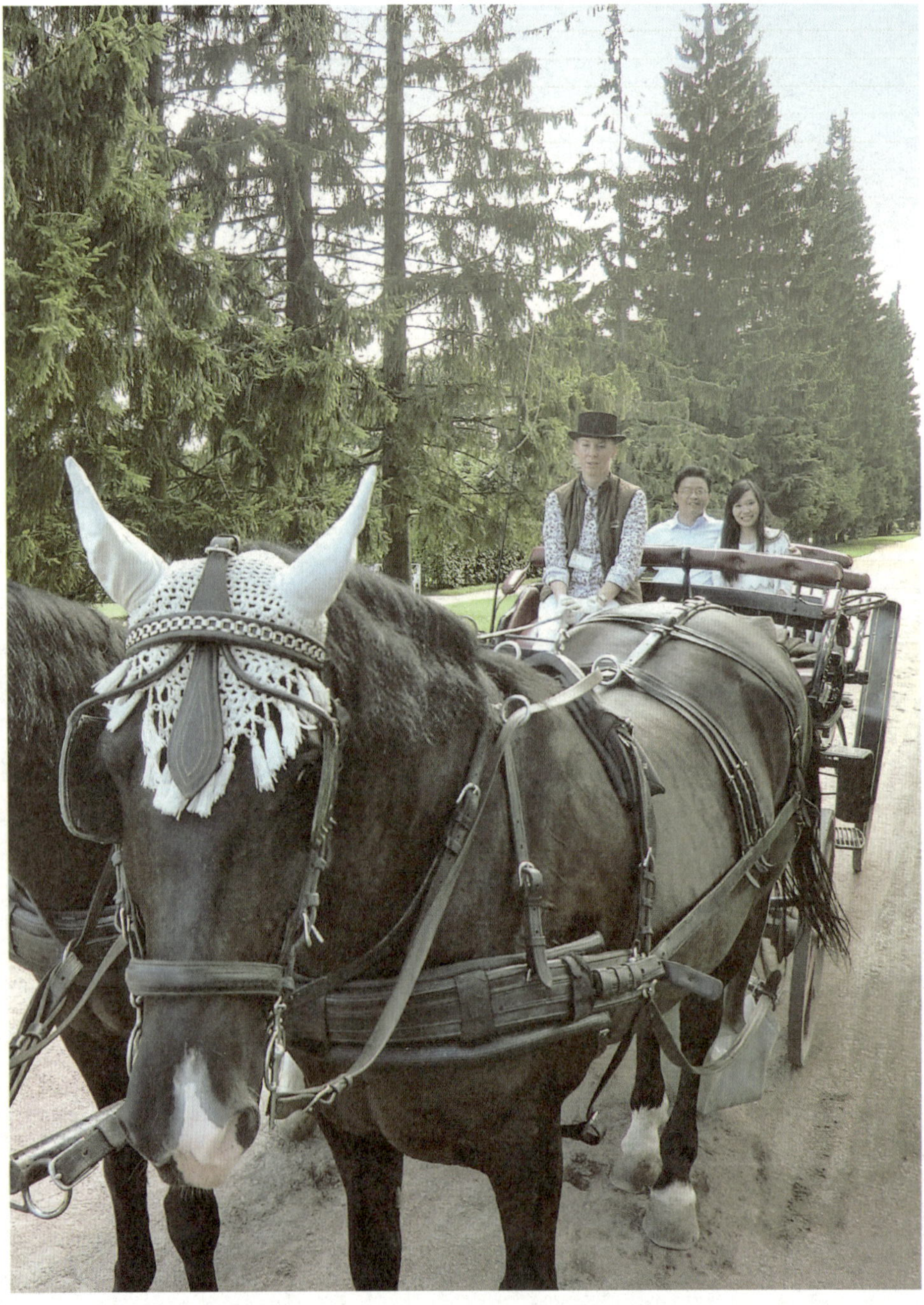

琴纳的文章发表后，教会和同行以"与牲畜接触就是亵渎造物主的形象""用人体做实验是不道德的行为"等理由一同反对他。

谣言在英格兰的浓雾中飘荡，有些人甚至说，若采用琴纳的方法进行牛痘接种，人体身上会出现牛的特征，头上会长出犄角，声音也将变得如同牛一样。

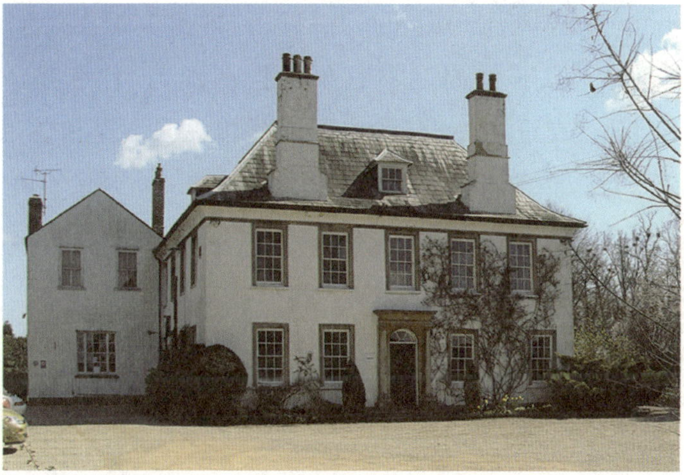

琴纳故居

还有医生给琴纳去信说，在卡恩小镇发现一个农民在感染牛痘后仍然感染了天花病毒，并附上了一系列"强有力的""不容辩说"的证据。面对这样的质疑，琴纳认为是一些人分不清什么是真正的牛痘，他列举了一些虚假的牛痘来源进行回击：

第一种，来自奶牛乳头或乳房上的小脓包，但这些小脓包不含特定的病毒；

第二种，来自遭受过分解的物质(即使最初含有特定病毒的)，比如来自腐烂或其他不明原因的脓液；

第三种，来自从晚期溃疡组织中获取的物质，即便这些溃疡由真正的牛痘疱引起；

第四种，来自接触了马的奇怪疾病导致在人类皮肤上产生的物质。

针对上述对象，琴纳作出如下评论："最重要的一点，我无法确定奶牛乳房和乳头脓泡疾病所能感染的范围；但毋庸置疑的是，部分动物的疾病是由这一类物质引起的，并可以传染给人类。对那些从事相关调查的人而言，除非他们能够有十足把握确定'什么是'真正的牛痘，而'什么不是'真正的牛痘后，才能进行相关的争论和挑毛病。"

琴纳从未丧失信心和退缩，自第一篇论文发表后，又不断撰写文章证明牛痘接种确实可用以预防天花。他于 1799 年发表了第二篇论文《牛痘的进一步观察》("Further Observations on the Variolæ Vaccinæ")；于 1800 年发表了第三篇论文《与牛痘相关的事实和观察的继续》("A Continuation of Facts and Observations relative to the Variolæ Vaccinæ or Cow Pox")。

1798 年，琴纳携带牛痘疫苗从家乡赶至伦敦，想请一些具有威望的医生和医院进行牛痘接种，但均以失败告终。琴纳带着一丝希望再次回到了家乡，他并未因在伦敦四处碰壁而感到失望，反而积极地为村里的乡亲们进行牛痘义务接种，他的举动随之获得越来越多人的理解和接受。

真理可以经受住实践的考验，时间也将给予科学最公正的判决。很快，琴纳的相关研究成果被译成德、法、荷、意和拉丁等语言在世界各国发表。得益于琴纳牛痘接种法的推广，由天花造成的发病和死亡人数大为减少。英国政府最终承认他的创新的重大价值，议会于 1802 年和 1807 年分别授予其 1 万和 3 万英镑的奖金，还在伦敦创立了新的研究机构，即"皇家琴纳学会"(Jennerian Society)

据记载，伦敦开始采用牛痘接种方法后，因天花而死亡的人数下降了 92%。英国皇室也接受牛痘接种。在 18 个月内死于天花的人数减少了 2/3。“种牛痘可用以预防天花”随之在欧洲快速传开。

由于琴纳所发明的牛痘接种法简单便利、安全高效，仅在短短 10 多年间便迅速遍及欧洲和美洲地区。1807 年，德国(Germany)的巴伐利亚州推行义务种痘制，该州如今仍旧纪念琴纳的诞辰，并将琴纳的生日定为休假日。在俄国，最初将接受牛痘接种的儿童称为 Vaccinov，他们的教育费由国家承担。

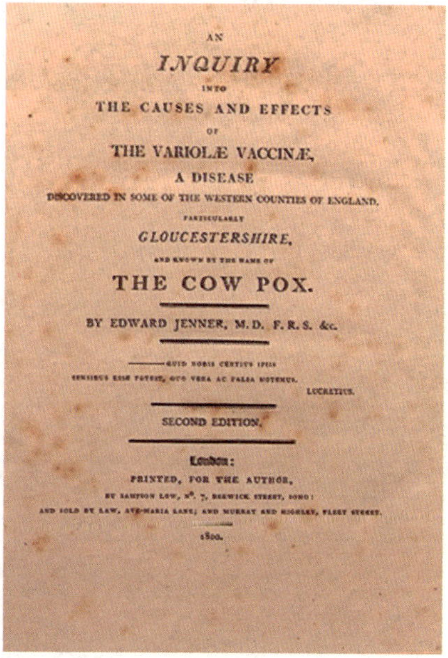
AN
INQUIRY
INTO
THE CAUSES AND EFFECTS
OF
THE VARIOLÆ VACCINÆ,
A DISEASE
DISCOVERED IN SOME OF THE WESTERN COUNTIES OF ENGLAND,
PARTICULARLY
GLOUCESTERSHIRE,
AND KNOWN BY THE NAME OF
THE COW POX.

BY EDWARD JENNER, M.D. F.R.S. &c.

——QUID NOBIS CERTIUS IPSIS
SENSIBUS ESSE POTEST, QUO VERA AC FALSA NOTEMUS.
LUCRETIUS.

SECOND EDITION.

London:
PRINTED, FOR THE AUTHOR,
BY SAMPSON LOW, Nº. 7, BERWICK STREET, SOHO:
AND SOLD BY LAW, AVE-MARIA LANE; AND MURRAY AND HIGHLEY, FLEET STREET.
1800.

琴纳的文章

英国在 1840 年和 1871 年分别颁布了法令，规定各教区官员须确保所有辖区的居民都接受牛痘接种，如果父母拒绝给他们的孩子进行牛痘接种将会受到罚款或监禁的处罚。1804～1814 年，俄国有 200 万人进行了牛痘接种；1865～1885 年，意大利(Italia)进行牛痘接种的人口比例高达 98.5%。

美国第三任总统杰斐逊无比赞誉牛痘接种法，并将牛痘疫苗分发至其家乡弗吉尼亚州和美国所有其他地方，成为推广牛痘接种法的坚定支持者。他写信给琴纳说：“凭借它，人们可以战胜邪恶，未来的人类将有幸只在历史的尘埃中得知这种恶疾曾经存在过。”

当牛痘接种法传入法国时，其与英国正处于战争状态，法国拿破仑皇帝曾亲眼见证不计其数的法国士兵因天花而死亡。1804 年 4 月，拿破仑让内务部长下发牛痘接种指示。1805 年，他又亲自发布命令，规定法国全部未遭天花感染的士兵必须接受牛痘接种。1808～1811 年，法国共有 170 万人接受种痘。拿破仑清楚地意识到，在法国进行牛痘接种十分重要，因而对琴纳非常感激。因此方有了前文提到的拿破仑对琴纳来信的反应。

事情的原委是这样的，琴纳有两位好友，分别叫威廉姆斯和威克汉姆，他们在英法战争中沦为法国俘虏，其家人给琴纳写信询问能否帮忙将两人拯救回英国。为了搭救朋友于水深火热之中，抱着尝试的心态，琴纳给拿破仑寄去了一封由其亲自撰写的信，其中写道：陛下，我的朋友威廉姆斯和威克汉姆作为俘虏被囚禁在法国，我可否恳请陛下赐予伟大的恩惠，允许他们回英国。我谦卑地请陛下释放这两个人，如果他们得以返回家园，将被看作陛下给予我的荣幸。

虽然英法之间正在交战，但拿破仑尤其敬重琴纳，并称其为“人类的救星(the savior of the human race)”。当这封亲笔信被送至法国时，拿破仑立刻兴致勃勃说：“噢！难以置信啊！我是不会拒绝他的任何请求的，因为他是琴纳。”读完信后，拿破仑立即下令释放那两名战俘，让他们离开法国返回英国。

第十六章 踏浪东方的黎明

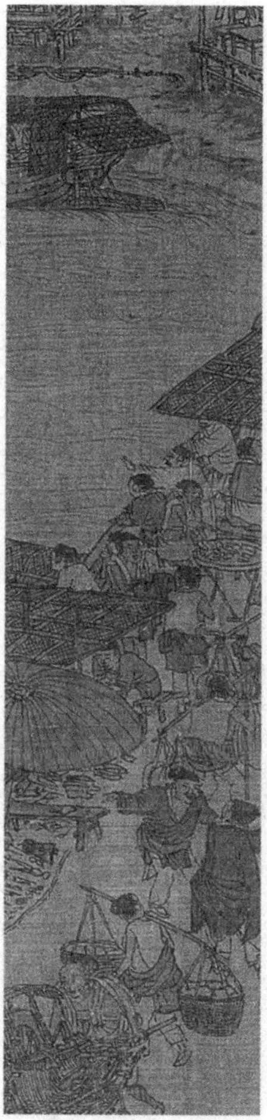

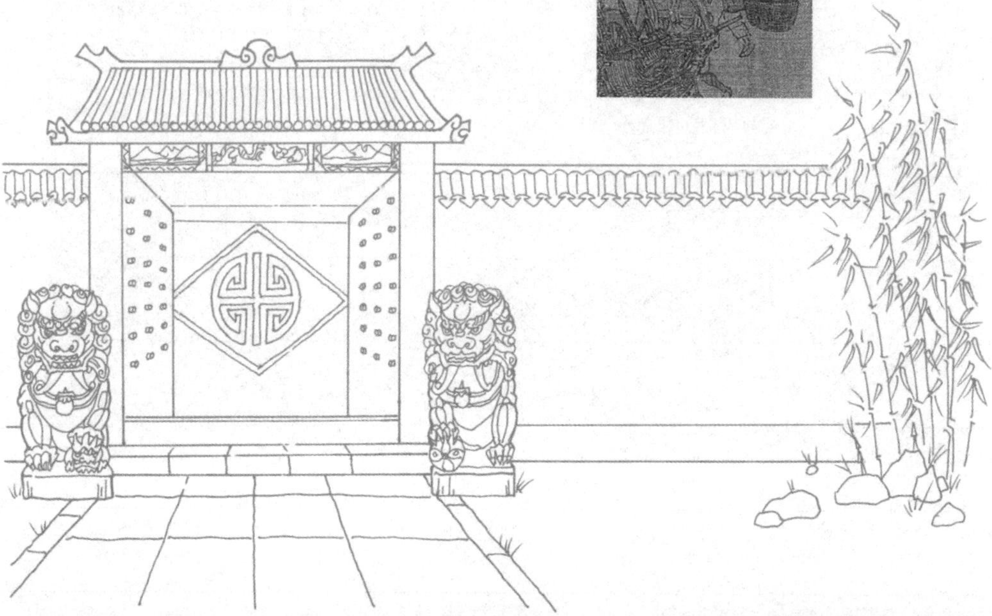

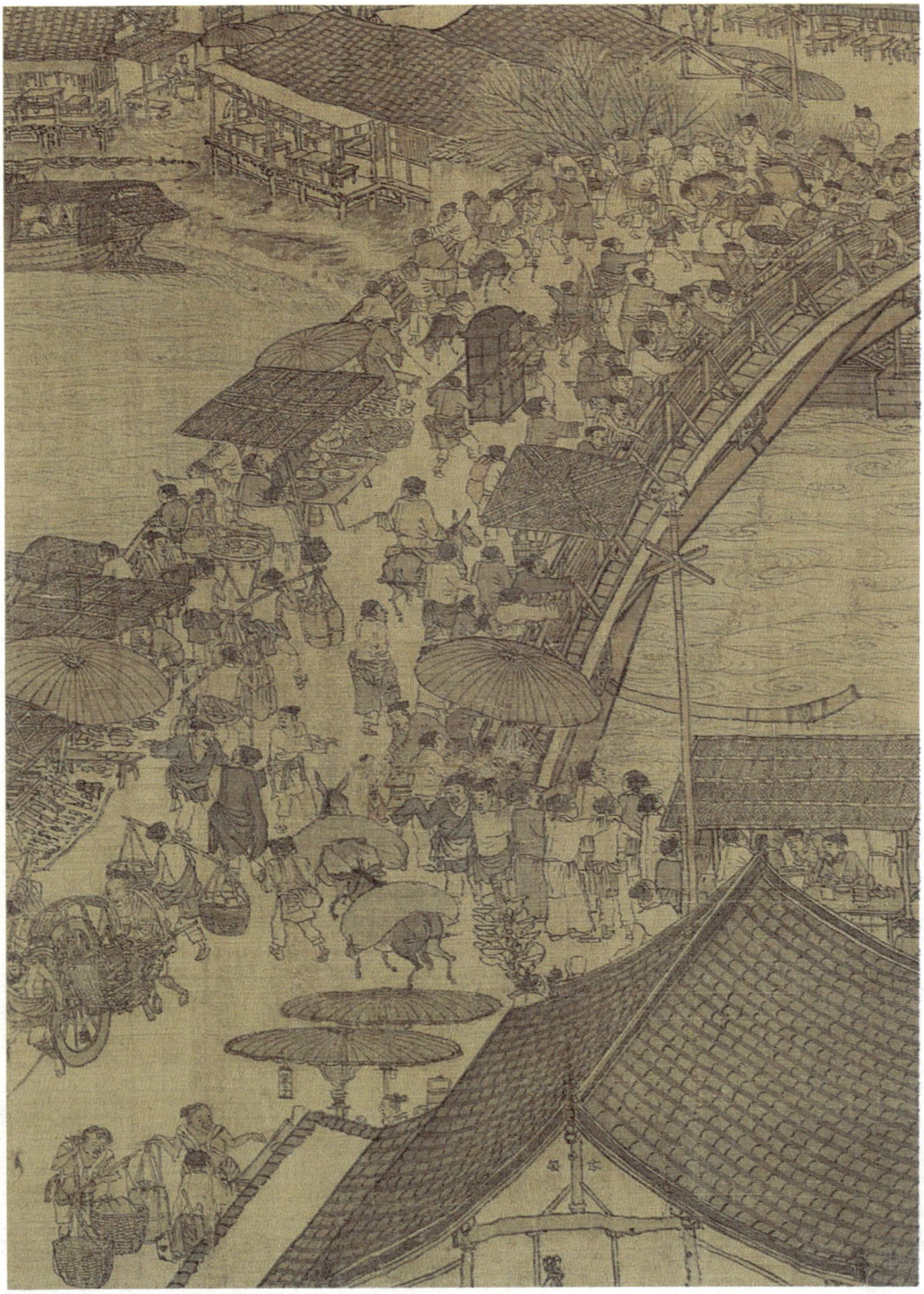

（一）中国古代“种痘术”

在和具有极强传染性的天花做斗争时，我们的先人发现患上天花而又免去死亡的人能够终生平安无事，寿命或可达至百岁，因此又将天花称为“百岁疮”。这意味着，患过天花病的人能够获得抵抗该病的终生免疫力。以此为基础，一些医学家按照“以毒攻毒”的思想，发明了人痘接种法。

可见，在防治天花这种致命疾病方面，中国古代中医踏出首步，是世界免疫学的先驱。唐代孙思邈《千金要方》中介绍“以毒攻毒”的原理，有可能出现了人痘接种术，但此时的种痘术只是在民间流传。

据清代医学家朱纯嘏在《痘疹定论》一书中记载，北宋名相王旦连续生了几双儿女，却皆夭折于天花。老年时期的王旦又得一子，取名王素，为使其避免遭受天花侵袭，他广寻神医，四处搜集方药。

有个四川人告诉王旦，在峨眉山有一个神医会种痘，王旦遂将其请到开封府。神医第二天就为王素种痘，种痘后第7天，王素全身发热，12天后痘已结痂。后来王素果然没有感染天花，活了67岁。

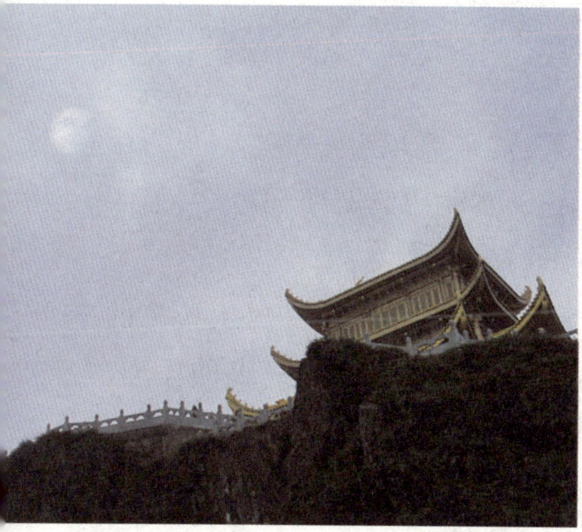
峨眉山

归纳而言，由中国医学家所发明的种痘法可被分为四种。

第一种，痘衣法。让接种的人穿上得过天花的儿童的衬衣，促使其感染。

第二种，痘浆法。用棉球蘸染痘疮浆液，并将其塞进被接种儿童的鼻孔里。

第三种，旱苗法。将痘痂阴干

研磨至细末，通过银管将其吹入被接种儿童的鼻孔里。

第四种，水苗法。将痘痂研磨至细末，再与水混合并调匀，用棉球蘸染该液体，并将其塞入儿童的鼻孔里。

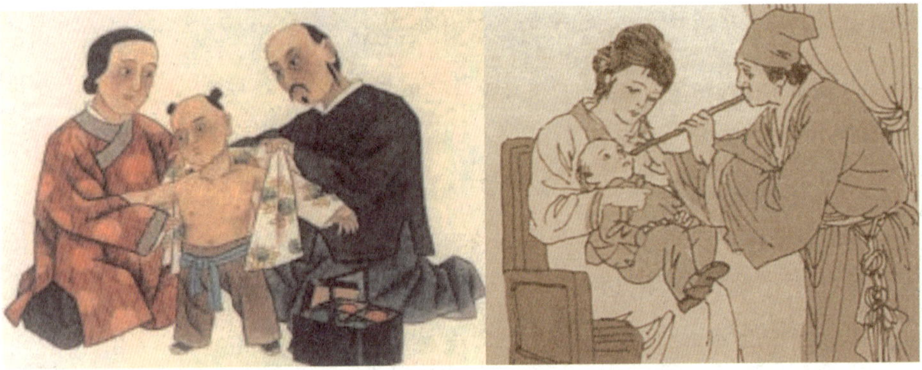

古人种痘

实际上，采用原始的痘浆法进行接种就是用人工方法使接种者被天花感染而产生抵抗力。由于其使用的是“时苗”，因而具有极大的危险性，直接采集于人体的天花病毒会导致部分接种者遭受感染并死亡。

现在的天花疫苗不是用人的天花病毒，而是用牛痘病毒制成。牛痘病毒虽然也能通过接触感染人，但是致死性比天花要弱得多，而牛痘病毒与天花病毒能使人体引起相同的特异性免疫。

综上两大特点，牛痘非常适合用来做天花疫苗。琴纳医生所在的那个年代虽然尚未认识到牛痘和天花能引起相同特异性免疫的原理；但是他通过细致且长期的观察研究了解到人感染牛痘后不再得天花的现象，并最终采用接种牛痘的方法战胜了天花病毒。

（二）穿越大洋的远航

1803 年，自身曾遭受过天花感染的西班牙国王下令在海内外王国殖民地（包括除巴西外的中、南美洲广大地区和墨西哥地区，以及亚洲的菲律宾群岛）鼓励牛痘接种，该旅程耗时整整三年。在加拉加斯（Caracas），远航船队分为两支，约瑟夫·萨尔瓦尼（Josep Salvany）带领的一支去了南美；另有一艘船由弗朗西斯科·沙维尔·德·巴尔米斯（Francisco Xavier de Balmis ）指挥，到达了西班牙在亚洲的殖民地菲律宾（Philippines）。

1804 年 5～6 月，分别在古巴和墨西哥开展接种后，巴尔米斯小

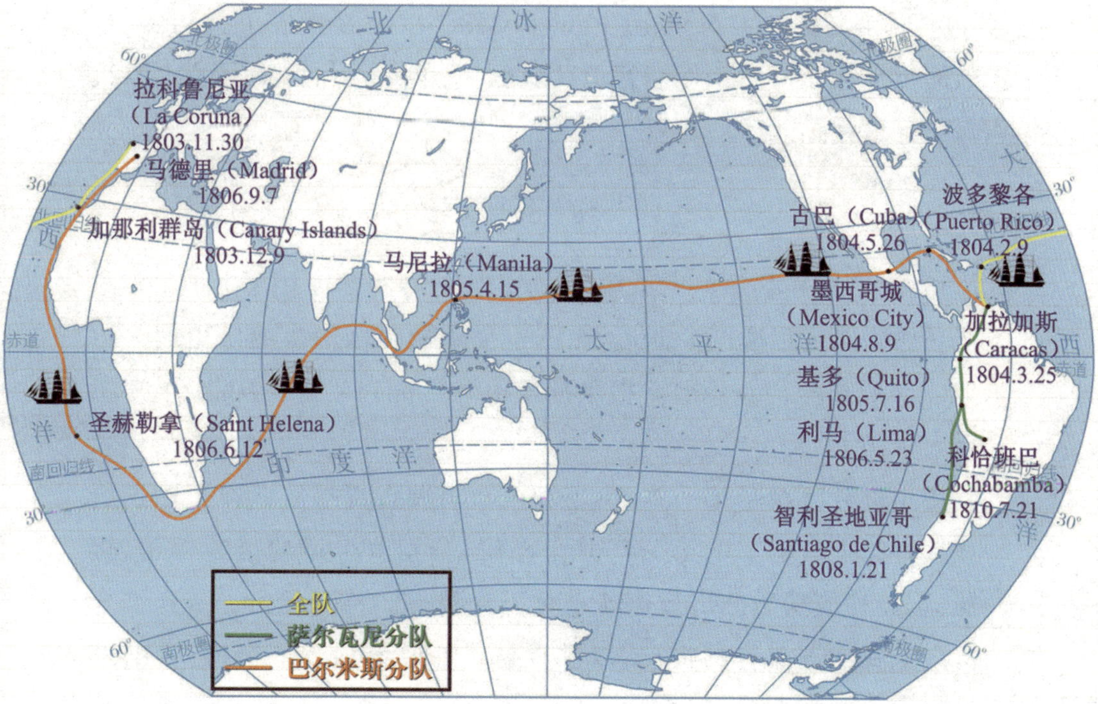

十年接力播疫苗

分队在 1805 年 2 月抵达菲律宾，在当地组建了接种委员会，并为超过两万人进行了接种。1806 年 9 月，巴尔米斯带着胜利回到西班牙，成为第一任天花接种总检查官。

萨尔瓦尼分队前往南美，陆地旅行更加艰难。他很快就因不适应热带气候而病倒了。经过了船只失事等重重磨难后，特遣队于 1804 年 12 月 18 日抵达波哥大（今名 Santa Fe de Bogotá，包括今天的巴拿马、哥伦比亚、厄瓜多尔与委内瑞拉）；1806 年 5 月，特遣队又到达秘鲁的利马（Lima）。这期间他们为 20 多万人进行了天花疫苗接种。

不幸的是，1810 年 7 月 21 日萨尔瓦尼在科恰班巴（Cochabamba）逝世，年仅 34 岁。没有队长的队伍继续前进，直到 1812 年，从智利（Chile）回至秘鲁的卡亚俄港（Puerto Callao），正式完成了长达 10 年之久的传播天花疫苗工作。特遣队员们历经千辛万苦，书写了人类抗病毒史上最激励人心的篇章。

（三）牛痘“登陆”中国

1805 年，一位名字叫哈威脱（Pedro Hewitt）的葡萄牙医生把牛痘疫苗从马尼拉带到了澳门。此后，东印度公司的英国医生亚历山大·皮尔逊（Alexander Pearson）又把牛痘苗由澳门带到广州。从此，牛痘正式登上中国大陆。

皮尔逊专门撰写了一本《英吉利国新出种痘奇书》，以在中国进行牛痘接种的推广。书的第一部分是图解，分别对牛痘的接种部位、接种器械、接种成功后的出痘形状进行了介绍；另一部分为正文，详细介绍了天花在欧洲流行的情况，以及人痘术在欧洲接种的情况，琴纳发明的牛痘术及其与人痘术的区别、优势，牛痘具体的接种方法及注意事项等。

皮尔逊还在该书中写道："这种新的牛痘接种法在中国人中间极受宠爱……认识到新方法的好处以后，就毫不犹豫地接受它。"据悉，琴纳辗转得到了由其撰写的小册子和种痘报告书，看了以后，他感慨地说道："中国人比家乡的英国人更信赖接种牛痘啊！"

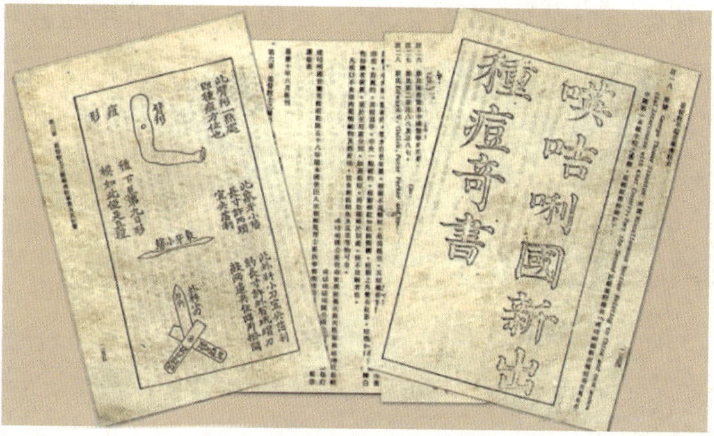

《英吉利国新出种痘奇书》

早在牛痘传入中国的初期，中国就有人积极参与了牛痘的接种和传播。1805 年，广东南海人邱熺在澳门经商，当牛痘接种法传到澳门

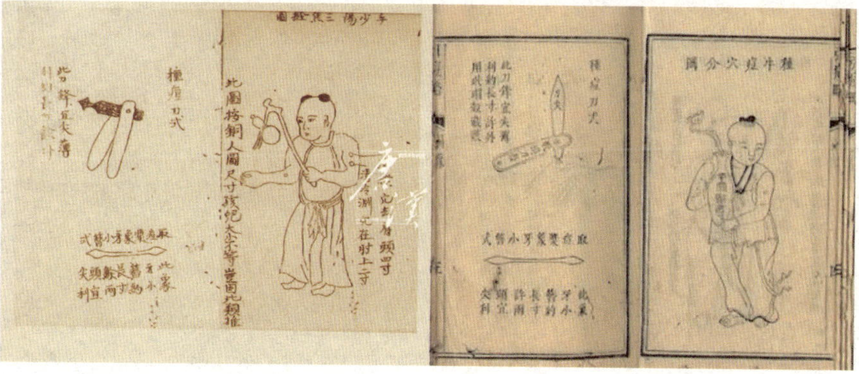

《引痘略》

的时候，他决定在自己身上进行接种试验。成功之后，他开启了专门的牛痘接种生涯。为了让国人理解并接受牛痘接种法，邱熺详细记录了十多年间种痘的方法和经验，并汇成《引痘略》一书。

出发于中医的“引毒原理”，邱熺证明了牛痘接种法比人痘接种术更可取。伴之当时的实际效果，国人便很快接受了牛痘接种法。当时，邱熺还被许多名声显赫的达官贵人请至府中进行牛痘接种，其中包括曾国藩的弟弟曾国荃，以及力主禁烟、担任两广总督的阮元。

第十七章 星球联盟的拯救行动

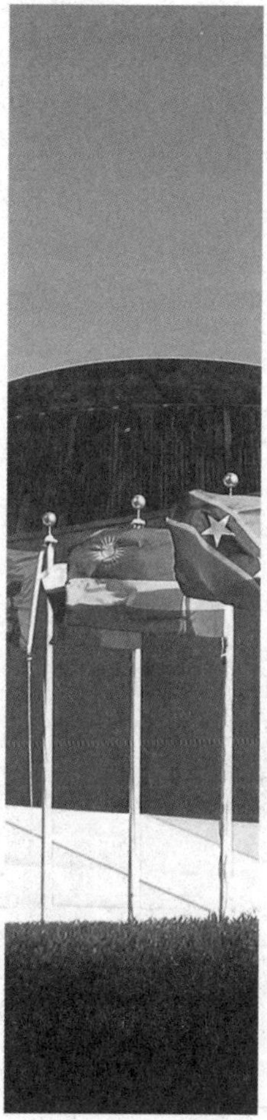

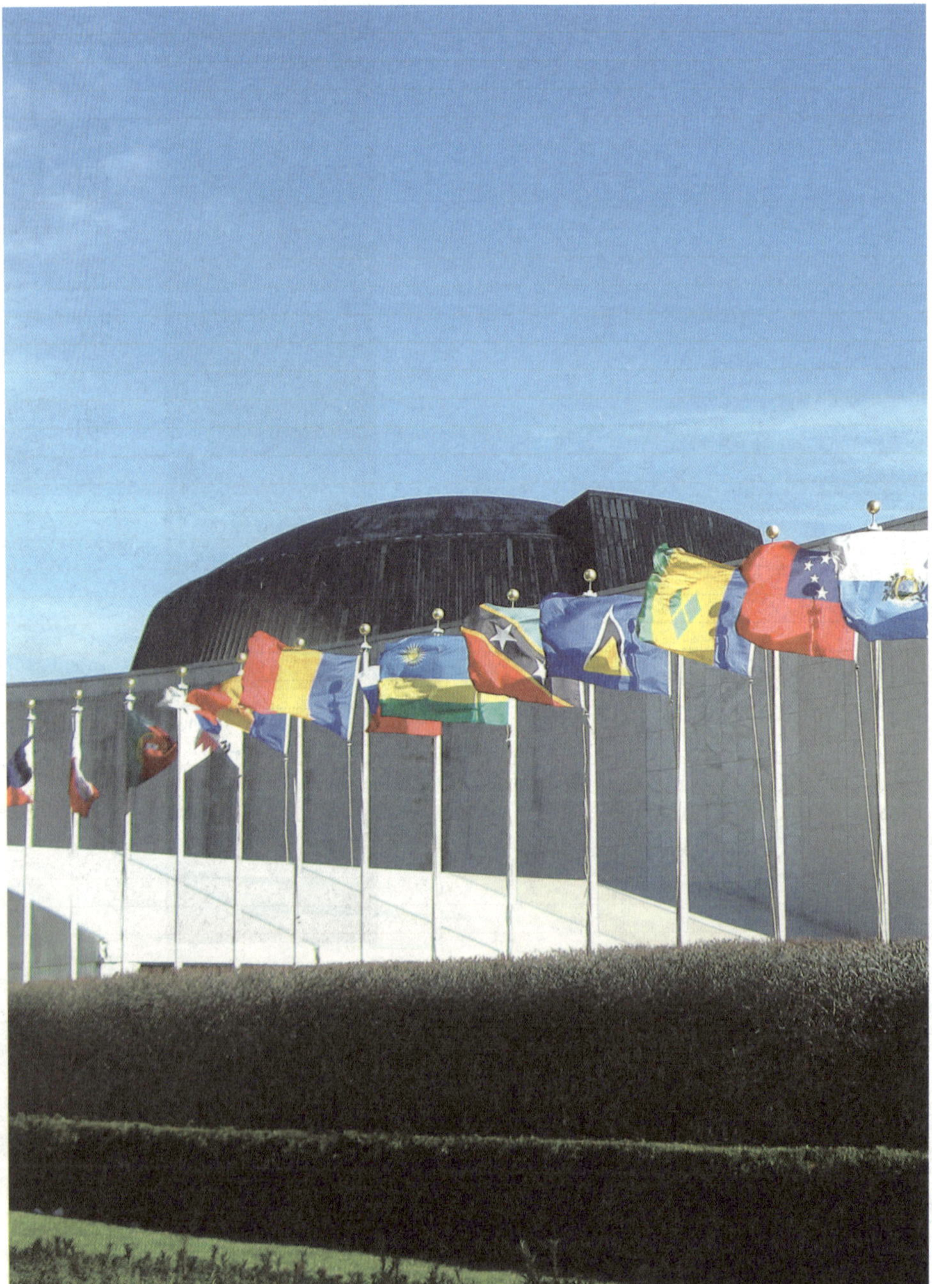

（一）叩开现代免疫学大门

1800 年，英国史学家麦考莱描述天花这一“死神的帮凶”道：“疾病接连不断地出现，尸体填满了墓地，未患病的人饱受恐惧的折磨，女子脸上留下的疤痕成了她未婚夫的梦魇”。

琴纳用一生的心血和精力，通过科学手段，战胜了“死亡领主”天花，向人们展示了科学的巨大力量。

征服天花只是琴纳的功绩之一，琴纳更重大的功绩在于其发现了预防疾病的方法，即通过利用人体自身可产生免疫的机能，实现对疾病的预防。他成功开辟了一个新领域——免疫学。琴纳为这一领域奠定了基础，并给人们指明了战胜其他致命疾病的道路。他还鼓舞人们，所有传染病都将在未来的某天得到预防。

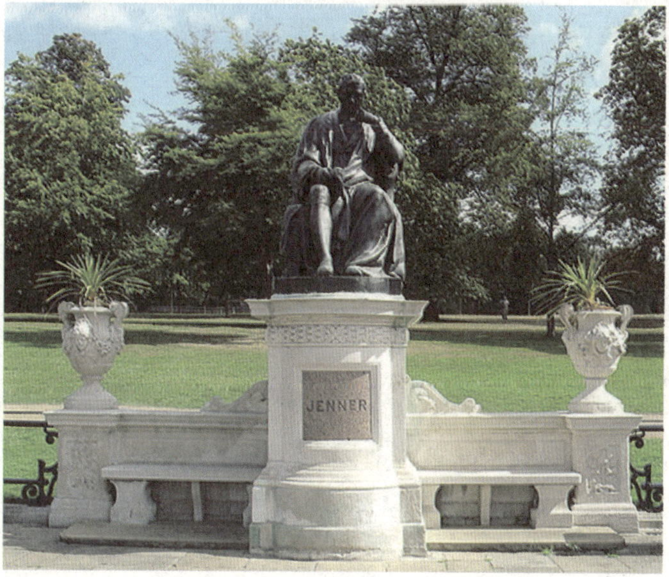

琴纳墓

琴纳发明的牛痘接种法不但使人类成功免受了天花的侵扰，还鼓舞大量的科学家坚持不懈地开展传染病防治研究。琴纳被后世尊称为“伟大的科学发明家与生命拯救者”。

1823 年 1 月 24 日，七十四岁高龄的琴纳逝世，他的一绺头发被朋友小心谨慎地剪下以作为珍贵的纪念。1823 年 2 月 3 日，在家乡伯克利，琴纳被安葬在他的父母和妻子身边。以下墓志铭镌刻在琴纳的墓碑上：

“碑后是伟大的名医、不朽的琴纳长眠之地。他以自己的睿智带给全世界半数以上人类以生命和健康。被拯救的孩童来歌颂他的伟业，将他的名字永留在心间。”

鲁迅先生 1935 年编订的《且介亭杂文》中有篇佳作《拿破仑与隋那》。文中深情地写道：“我们看着自己的臂膊，大抵总有几个疤，这就是种过牛痘的痕迹，是使我们脱离了天花危症的。自从有这种牛痘法以来，在世界上真不知救活了多少孩子。”

在鲁迅先生看来，牛痘接种法发明者琴纳对人类的功劳，远远大于拿破仑和成吉思汗这些统治者，他才是我们值得铭记和钦佩的。

（二）消灭天花的全球运动

20 世纪 50 年代，我国开展了消灭天花运动，并且强制施行天花疫苗的接种。随后在 60 年代，我国成功消灭了天花。这比世界卫生组织宣布彻底消灭天花病毒早了 10 多年。

1959 年，在世界卫生组织大会上，由苏联卫生学会副主席尤日·丹诺夫（Viktor Zhdanov）提倡的“三到五年内扑灭天花”计划获得通过，随之消灭天花的全球运动得以正式开展。

每次天花疫情的扩散均始于一个区域，为了迅速控制疫情，每个国家和地区必须早期汇报每次疫情的发展情况，并对流行地区开展环状疫苗接种工作。据统计，1959 年全球有 59％的人口在暴发天花疫情的国家和地区里生活，而这一比例在 1966 年降低至 31％。

1967 年，天花根除工作正式启动。在西非和中非的 19 个国家中，总计有 7 000 万人接受了牛痘接种。同年，全球仍有 46 个国家有天花疫情，而这一数字在 1968 年降至 31 个，感染天花的人数为 8 万人。只耗时 3 年半，天花被西非、中非的 20 多个国家成功消灭。

截至 1975 年年底，天花在亚洲绝迹了。

1980 年 5 月 8 日，世界卫生组织在肯尼亚（Kenya）首都内罗毕举行的第 33 届大会上宣布：天花这一危害人类长达数千年之久的严重疾病在地球上已被最后根除，建议全世界停止进行天花疫苗接种。此举实现了琴纳在 1801 年所做的预言："牛痘接种最终将彻底消灭天花——人类曾经遭遇的最可怕灾害。"

天花最终成为被人类征服的首个瘟疫。

（三）天花为什么可以被消灭？

一位名叫福克·韩森（Folke Henschen）的瑞典病理学家曾经说过："人类的历史即是疾病的历史"。的确，自从人类在地球上出现以来，就始终被疾病所折磨，人类文明正是在种类繁杂的疾病的侵扰下不断艰辛前行。毫无疑问，"瘟疫"，即流行性急性传染病，在繁多的疾病中对人类构成的威胁最大，造成的危害也最为严重。

回顾历史，人类一直饱受瘟疫折磨，经历了无数大大小小的瘟疫，如麻风、天花、肺结核、鼠疫、流感、霍乱……这些瘟疫给人类文明造成了严重损失。然而，在如此多种类的瘟疫中，为什么目前仅有天花能被人类消灭呢？

实际上，天花的灭绝是由该疾病本身的性质、疫苗和公共卫生政策等多方面的主客观因素所决定的。归纳起来有如下几点。

(1) 因为该疾病的病原体只能感染人体，缺乏动物的保存宿主，无法通过动物而传播，所以只要控制住患者就可控制住病原体的传播。

(2) 计划免疫的实行。

(3) 疾病本身的性质，即患上一次天花就对此后的天花流行具备免疫力。

(4) 人类发明了有效的牛痘疫苗。

(5) 由于该疾病的传播方式十分特殊，只有当病人出现症状，才可以传染该病，这使得传染源易于被辨认和隔离。

天花已经被人类战胜，但我们仍然面临着其他病毒带来的诸多威胁与挑战。

激浪

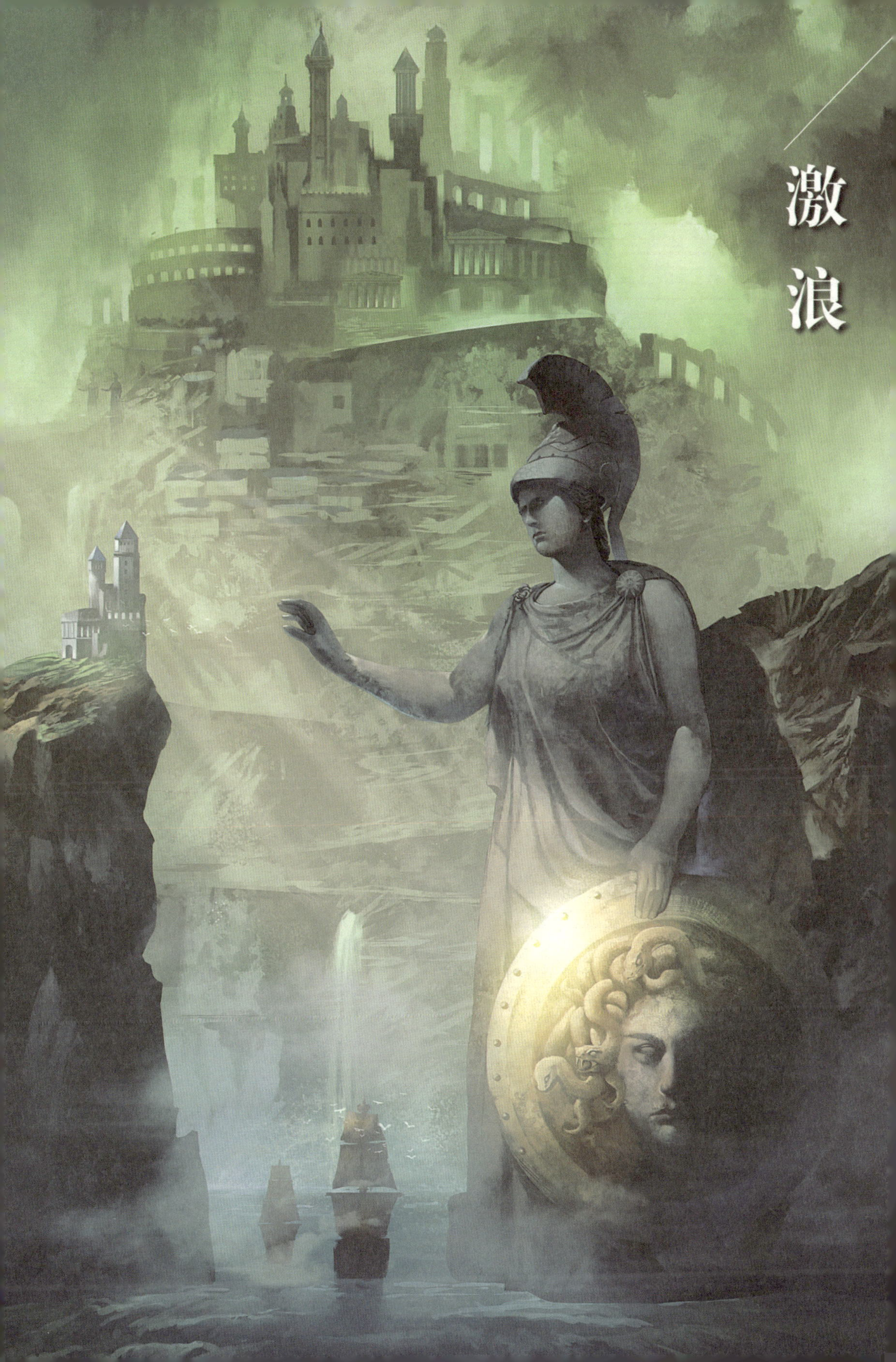

激浪·雅典娜之盾

“美杜莎能将敌人变成石头，却因影像反射而被杀，最终镶嵌在雅典娜盾牌之中。”

——狂犬病病毒被制成弱毒疫苗后，人体反而可以产生抵抗力预防狂犬病。科学实践了以毒攻毒的经典理论。

第十八章
惧水的异次元空间

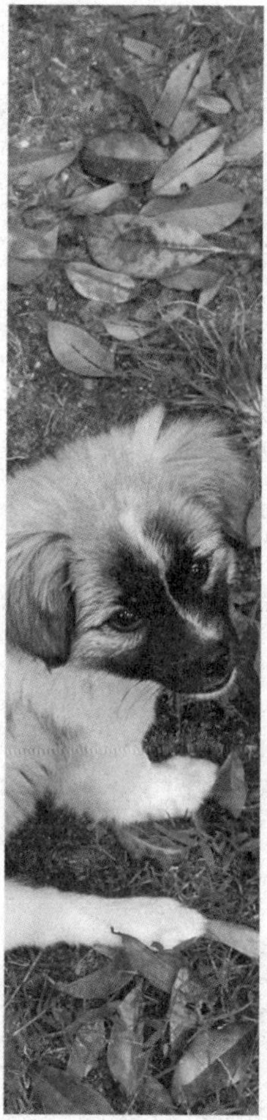

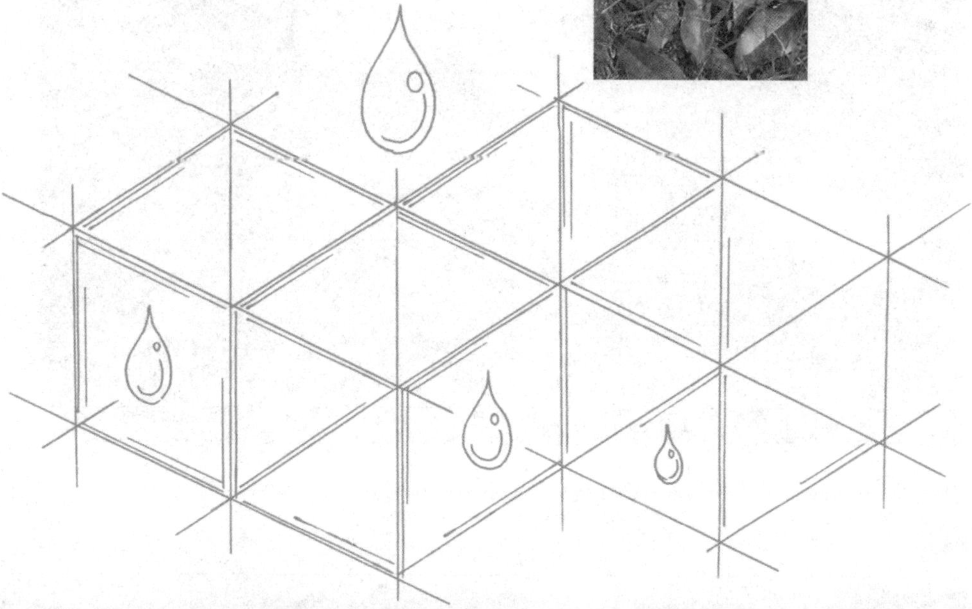

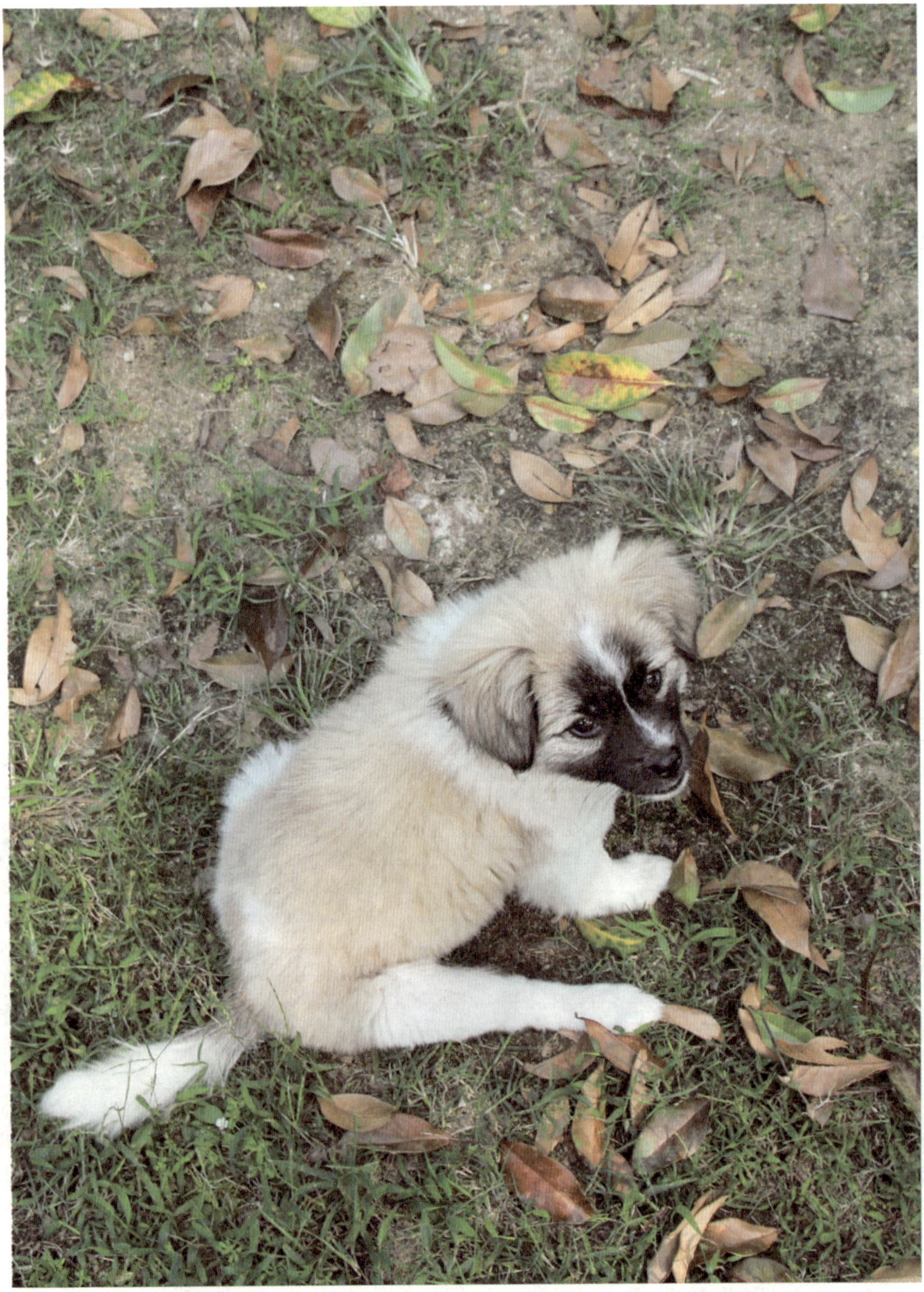

（一）大人物也怕狂犬病

1819 年 8 月 28 日，加拿大总督查尔斯·伦诺克斯（Charles Lennox）因感染狂犬病而死亡。虽然他的死亡源于一只狐狸，而并非由狗直接引起；但在世界史中，他是唯一一个死于狂犬病的国家元首。也可以这么认为，他是世界史上权势最显著的狂犬病受害者。

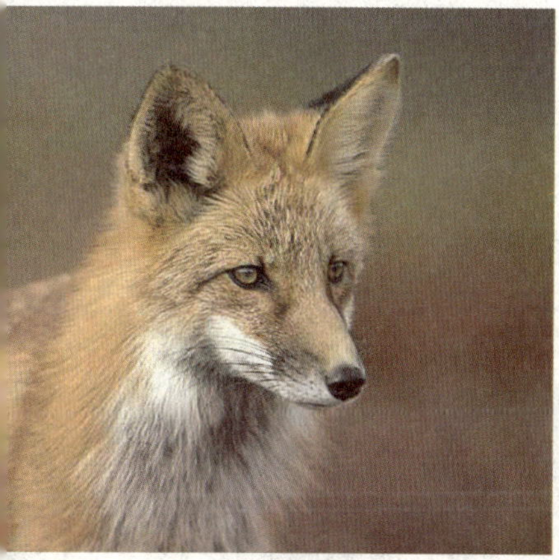

北美狐狸

查尔斯·伦诺克斯出生于苏格兰，是英国里士满（Richmond ）和伦诺克斯（ Lennox）第四任公爵，曾是一名英国统帅和政治家，并积极参加对抗法国的战争。1818 年，他被任命为加拿大总督，并在同年 7 月到达魁北克，作为加拿大的最高领导人开始执政英属北美。

1819 年夏天，一名士兵的宠物狐狸与伴随伦诺克斯的狗打了起来。伦诺克斯企图将它们分开，但这只疯狂的狐狸却狠狠咬了他的大拇指一口。

伤口很快便愈合了，但在伦诺克斯访问金士顿位于里多河边的定居点的旅途中，狂犬病症状发作了。最初表现为肩膀疼痛和喉咙痛，而在第二天则迅速进展到失眠和疲乏。狂犬病有个独特且令人恐怖的临床表现是恐水，但他要获得医疗护理必须要沿河溯流而上。

沿河而上的旅途让伦诺克斯饱受折磨，被广袤河水的景象吓得心惊胆战。1819 年 8 月 28 日，在离定居点几英里远的一个谷仓里，伦诺克斯伴着极度的痛苦离世了。

这可谓是华佗无奈小虫何，大人物也怕狂犬病。

（二）古老而凶险的病魔

狂犬病(rabies)的原意为“狂暴”，来源于梵语这一世界上最古老的语言之一。狂犬病对人类造成的危害古已有之，各民族的历史文献中都有大量有关的记载。比如，在古老的两河流域的咒语中就详细描述并记载了，有关人因被疯狗咬而死亡的事件。根据当时存在的许多诊治和抵抗狂犬病魔的咒语，以及预示该病流行的占星术和内脏占卜记录来看，当时狂犬病已对人类构成了巨大威胁。疯狗的存在甚至被当作国家将要灭亡的标志。

同样，在中国的历史上，狂犬病是为古人最早认识的人畜共患病，古代称恐水病、疯狗病。成书于战国时期的《左传》中，对襄公十七年(公元前556年)有如下记载：“十一月甲午，国人逐瘈狗，瘈狗入于华臣氏，国人从之”。人们那时便意识到人被疯狗咬后会患病，因此组织大家驱除疯狗以遏制疾病传播。

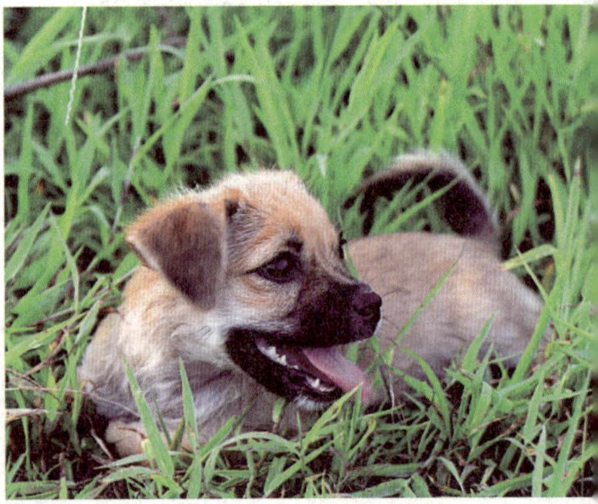
人类的朋友——健康小狗

公元前180年，西汉王朝的吕后因病去世。有关其死因，史籍中仅记载为“病犬祸而崩”。据史料和考据显示，那一年，在犬易发狂的三月初，吕后外出祓禊，在返回的路上其腋部被疯狗咬伤。历经四个月的潜伏期后，吕后于七月中突发狂犬病病症，面对江汉水患，她神情狂乱，极度恐惧，不久便死去。

在我国古代文献中对个人因患狂犬病而死亡的记载中，吕后应是首个病例。当时诸吕的政治根基本就尚未稳固，而吕后的突然死亡，使得其政权在随后很短的时间内便被诸刘及刘邦旧臣迅速取代，从而改变了此后汉家王朝的政治发展趋势，这也许是疾病改变历史走向的又一例证。

东晋葛洪所著《肘后备急方》中介绍“仍杀所咬之犬，取脑敷之，后不复发”，这是我国最早（1500 年以前）提出的“以毒攻毒”的免疫防疫的萌芽。唐代孙思邈所著《千金要方》和清代吴谦所著《医宗金鉴》等诸多中医典籍中，也都指出咬伤后应立刻处理伤口、排毒，以防病毒侵入体内，早期预防是必要且有效的。

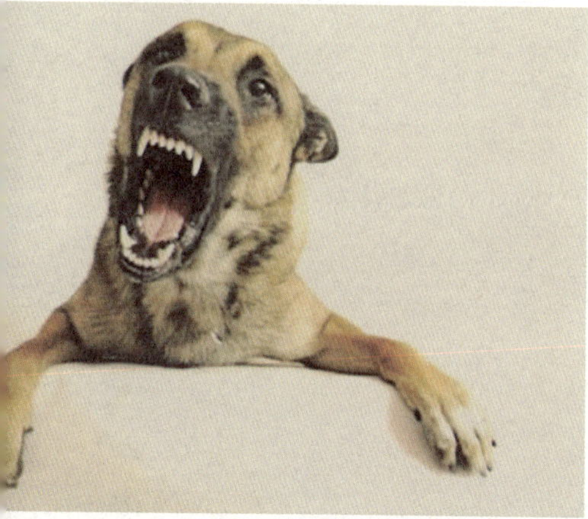

狂犬

自狂犬病被发现伊始，人们与狂犬病进行了艰苦而长期的斗争。公元前 500 年，欧洲有了对狂犬病的记载。公元 100 年，罗马百科全书编纂者，学者奥卢斯·科尔内留斯·塞尔苏斯（Aulus Cornelius Celsus）就认识到了恐水病与动物狂犬病的关系；但截至 1885 年，人们还未找到狂犬病的发病原因。

起初面对狂犬病的大肆侵入，孤立无缘的人们只能求助于神灵、上天和巫术，希望通过借助超自然的力量来驱逐狂犬病。然而，人们慢慢意识到这是徒劳无功的，因此开始发掘正确有效的防治狂犬病的方法。

当前，在许多国家都有狂犬病流行。相比之下，发达国家的狂犬病发病率较低，其中英国、日本、澳大利亚和新西兰等国没有狂犬病流行。此外，拉丁美洲发病率也较低。目前该病病例主要集中于亚洲，其中印度、巴基斯坦、孟加拉和尼泊尔等国的疾病流行非常严重。亚非以外的国家和地区通过消灭犬身上的病毒，使该病的宿主和载体已转向野生动物；但在亚非地区，该病的主要宿主仍然是狗。

第十九章

神经隧道的幽灵战机

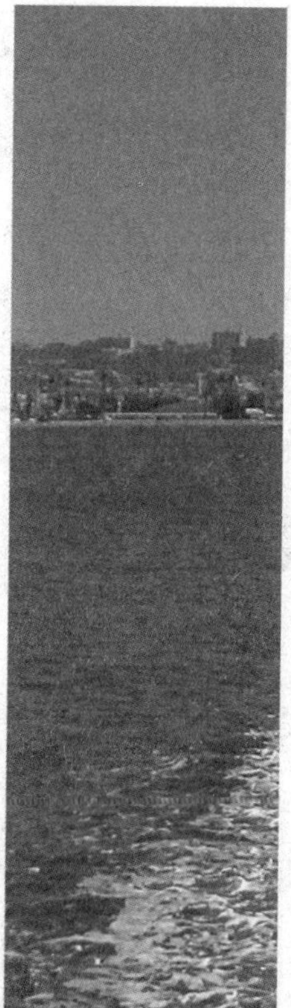

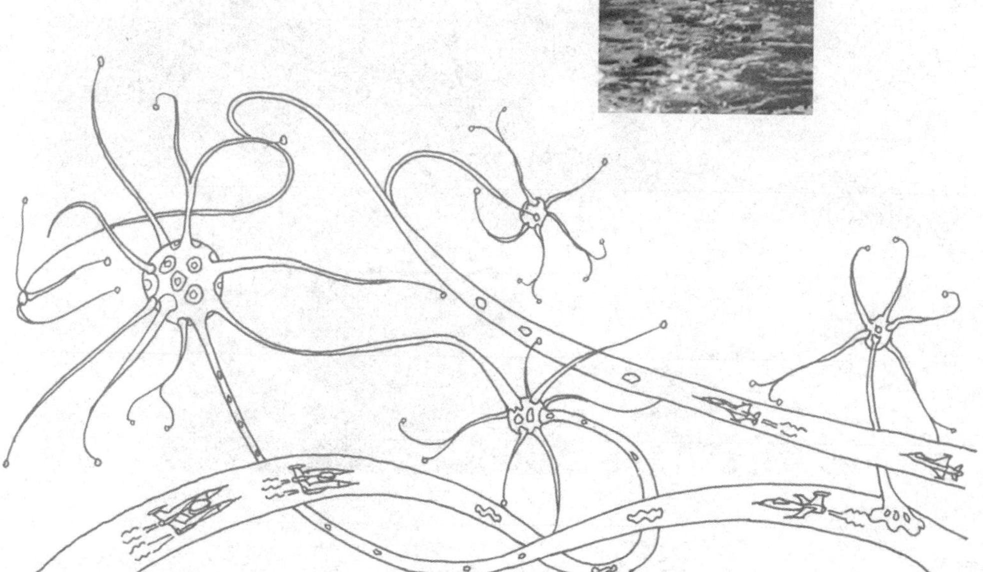

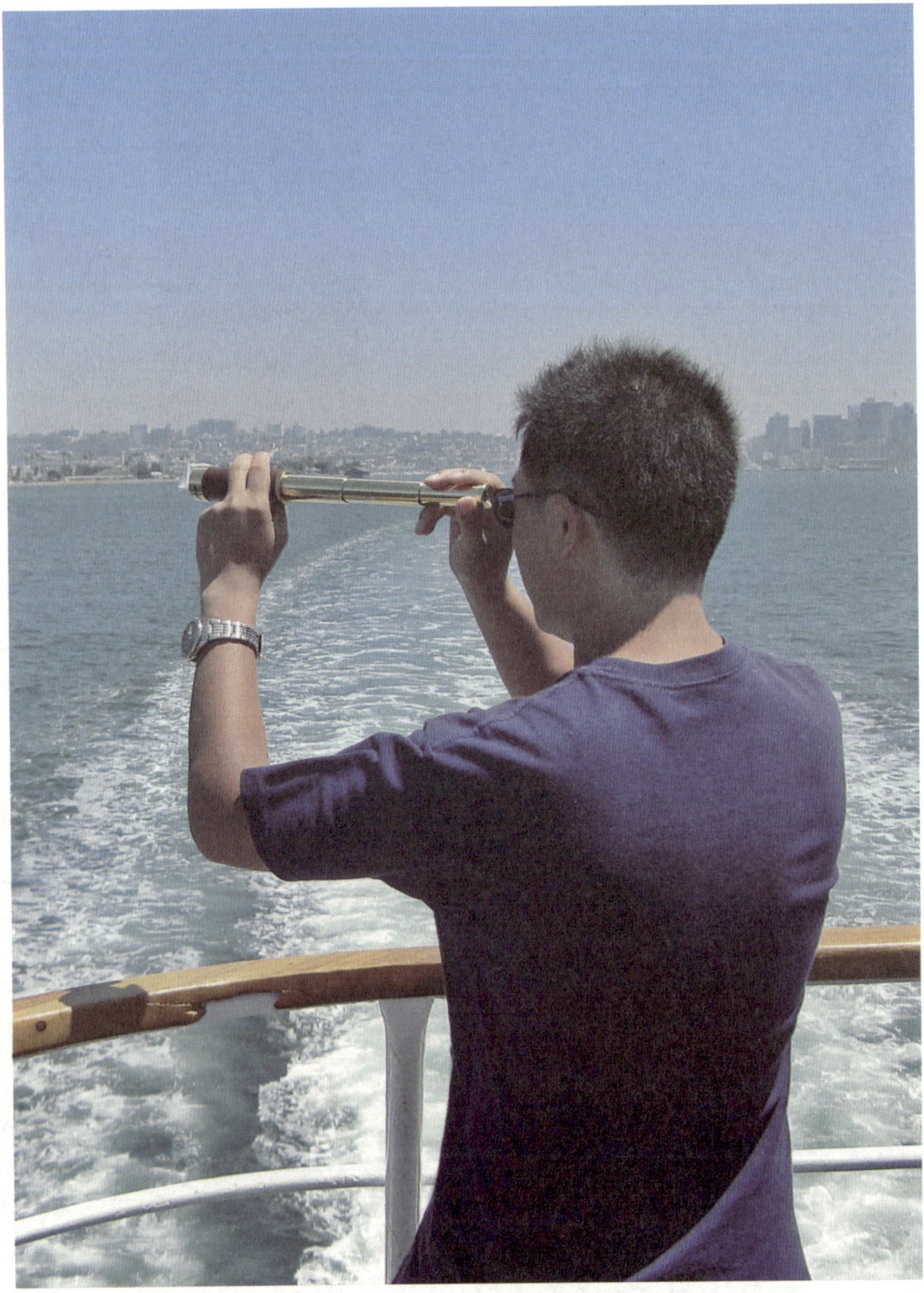

（一）病毒“子弹”

据中国国家卫生和计划生育委员会（National Health and Family Planning Commission of the People's Republic of China）统计，2014年全国有854人死于狂犬病，是全国死于人感染H7N9禽流感人数135人的6.3倍，在所有疾病的死亡率中排列第三。

狂犬病是通过被狗或其他兽类咬伤，或者与携带狂犬病病毒的动物接触，而传播给人类，并非通过空气和飞沫传播，加之其拥有较长的潜伏期，因此受到人们的广泛重视。中国的狂犬病发病数居世界第二位，仅次于印度，狂犬病流行非常严重。

据报道，全球约有100多个国家和地区遭到狂犬病的侵袭，每年约有5.5万人因感染狂犬病而死亡，其中90%的狂犬病流行于亚非地区。据世界卫生组织估计，流行狂犬病的国家和地区中，共有25亿人受到影响。然而，还有更多的家畜因感染狂犬病而死亡，对人类的生产和生活产生了严重危害。

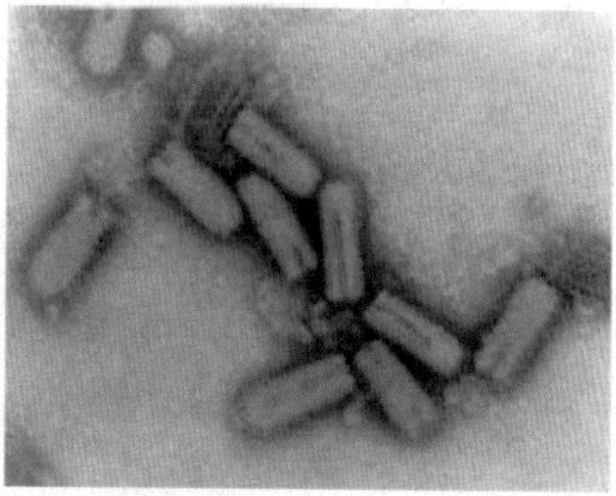

狂犬病病毒电镜图

狂犬病病毒属于弹状病毒科（Rhabdoviridae）的狂犬病病毒属（*Lyssavirus*）。弹状病毒科病毒形态与子弹非常相似，而狂犬病病毒属的名称Lyssa在希腊神话中是黑夜女神尼克斯（Nyx）的女儿，是“疯狂”幽灵的代表。狂犬病病毒外形呈弹状（60～400 nm×60～85 nm），一端纯圆，一端平凹，内含有单链RNA，核衣壳呈螺旋对称，表面具有包膜。

狂犬病病毒在狼、狐狸、鼬鼠、蝙蝠等野生动物及狗、猫、牛等家养动物与人之间形成该病的传播环节，人主要因被患病或带毒的动物咬伤后感染。被感染后，如果缺乏及时有效的防治措施，将会引起严重的中枢神经系统急性传染病，拥有极高的病死率。

狂犬病病毒不耐热，100 ℃时 2 分钟就可灭活。此外，它还惧怕紫外线、强酸、强碱，70％酒精、0.01％碘液、1％～2％肥皂水等普通消毒剂也能轻易将其灭活。狂犬病病毒非常耐寒耐干，－70℃也能存活数年。

很多遭遇狂犬病病毒感染的野生动物能在死亡前很长的一段时间里排出病毒，而在发病后还可存活很久。几乎全部的温血动物都能被狂犬病病毒感染，而冷血动物不会传播该病毒。尽管在被狂犬病病毒感染后发病前几天到发病后有可能传染，但人和人之间的一般接触不会传播该病毒。

（二）大脑“骇客”

狂犬病病毒会大量富集于带毒动物的唾液腺中。通常，该病毒不能穿过完整的皮肤，但可通过伤口或黏膜直接进入人体体内。对神经组织，它们具有高度的亲和力。

被感染狂犬病病毒的动物咬伤后，即进入潜伏期，人类的伤口会被病毒侵入，这些病毒会先于肌肉中大量繁殖。潜伏期可达数周至数年，平均为 1～2 个月；但也有例外，如狂犬病病毒在我国淮安市某男子体内潜伏长达 23 年之久，最终致其死亡。

潜伏期后是侵入期，病毒会进入神经系统，并最终一路上行进入大脑。一旦病毒开始入侵神经系统，便会在神经元之间以远远超过人体免疫系统反应时间的速度进行高速运输。随后进入扩散期，病毒扩散并侵入各器官组织中，其中唾液腺、舌部味蕾、嗅神经上皮处的数量最多。这是狂犬的唾液中富含大量病毒的原因所在。

因为神经受损，患者会出现相应的功能异常症状。比如害怕喝水

小贴士之狂犬病病毒

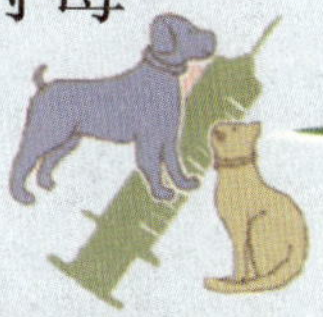

感染狂犬病病毒后，典型临床表现过程可分为以下3期：

◆前驱期或侵袭期

在兴奋状态出现之前，大多数患者有低热、头痛、周身不适等酷似“感冒”；继而出现，对声、光、风、痛等较敏感，恐惧不安。早期症状是伤口及其附近有麻、痒、痛及蚁走感等，此为病毒繁殖时刺激神经元所致，持续2~4日。

◆兴奋期

患者逐渐进入高度兴奋状态，突出表现为极度恐惧、恐水、怕风、发作性咽肌痉挛、呼吸困难、排尿排便困难及多汗流涎等

◆麻痹期

痉挛停止，患者逐渐安静，但出现迟缓性瘫痪，尤以肢体软瘫为多见。表现为眼球运动失调、口不能闭、面部缺少表情等。

狂犬病的整个病程一般不超过6日，偶见超过10日者。

此外，尚有已瘫痪为主要表现的“麻痹型”或“静型”，也称哑狂犬病，该型患者无兴奋期及恐水现象，而以高热、头痛、呕吐、咬伤处疼痛开始，继而出现肢体软弱、共济失调、肌肉瘫痪等，病程长达10日，最终因呼吸肌麻痹与延髓性麻痹而死亡。吸血蝙蝠啮咬所致的狂犬病常属此型。

甚至害怕听见水声。此外，还会出现吞咽及呼吸困难、怕光怕风、唾液分泌增多，以及情绪波动、高热、头痛、呕吐、腱反射消失、瘫痪等神经系统症状。当病毒侵入到心脏神经节后，患者的心血管系统功能会出现紊乱，最后常因呼吸循环衰竭而死亡。

狂犬病病毒之所以危险，原因在于其有一系列抑制宿主免疫反应的手段，使得宿主无法产生足够的抗体清除病毒。当前，针对治疗发作期狂犬病，还缺乏有效方法。一旦被狂犬病病犬咬伤，应及时处理伤口并尽快注射狂犬病疫苗，如严重还应加注射血清或免疫球蛋白，

即可有效预防狂犬病。

当被咬伤并不严重时，狂犬病疫苗能赶在病毒侵袭神经系统前促进免疫系统产生大量抗体，这是疫苗保护人体的机制。当咬伤严重，大量病毒侵入人体，这时必须直接注射含狂犬病病毒抗体的血清来中和病毒。若等到病毒进入神经细胞之后，那一切便回天乏术了。

值得注意的是，狂犬病并非是被狗咬了才会患上。例如，在美国疾病控制与预防中心统计的数据中，大部分的狂犬病由蝙蝠咬伤所导致。实际上，病毒通常潜伏在臭鼬、狐狸、浣熊、蝙蝠这些易感宿主体内，但是它们与人类很少接触。

犬类只是狂犬病病毒的温和宿主，被感染比例并不高，特别是在接受疫苗注射后。人类也并非该病毒的易感宿主，被带病狂犬咬伤，只有约15%～20%的感染几率，如能对伤口进行及时、有效的医学处理，这一感染几率将大大下降。

第二十章 创纪元的重生

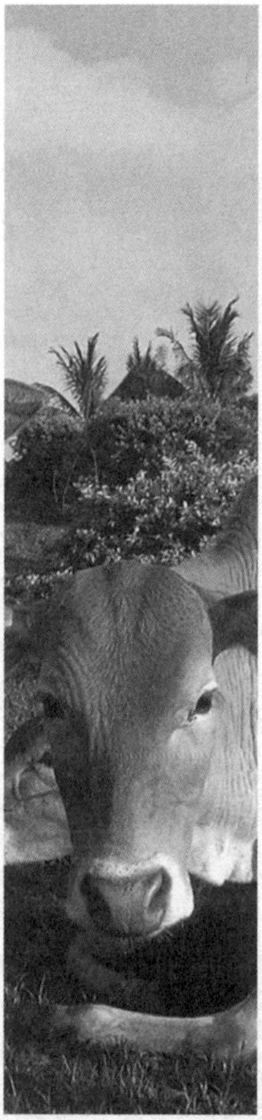

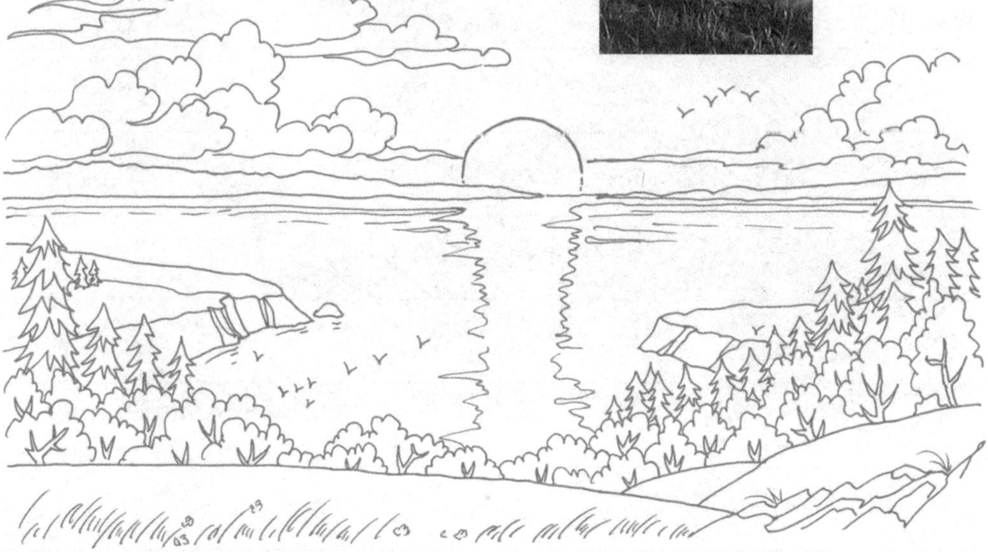

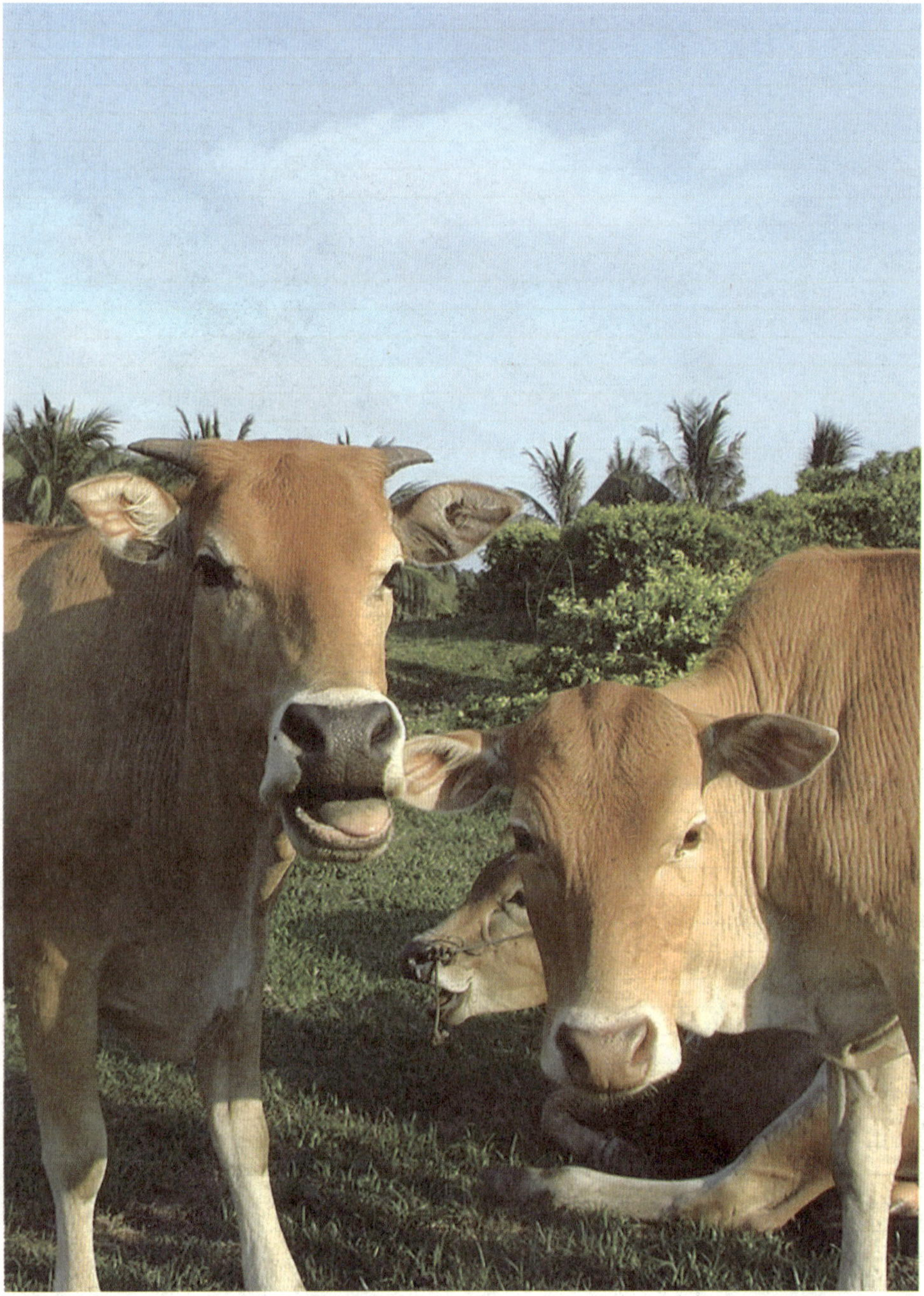

(一) 一个生命的奇迹

19 世纪的法国，每年有数以百计的人因狂犬病而死亡。由于缺少有效的应对方法，人们当时只能通过使用烧红的铁棍烙烫伤口来"治疗"狂犬病，原因在于他们相信火焰与高温可以使所有事物获得净化，其中包括人类肉眼所无法看见的细菌。然而，这种方法并没有实现治愈狂犬病的目的。在狂犬病疫苗被法国科学家路易·巴斯德(Louis Pasteur)发明前，他们为狗付出过巨大的代价。

某天中午，巴斯德的研究所迎来了一个被疯狗咬伤的男孩。在被送来时，那个男孩就已经抽搐不已，在很短的时间内就死去了，这使巴斯德深受感触。为使此类悲剧不再发生，1882 年，60 岁的巴斯德开始进行狂犬病研究。彼时的他还被中风所侵扰，因患病而身体部分瘫痪的他几乎将全部的精力都放在了研究上。

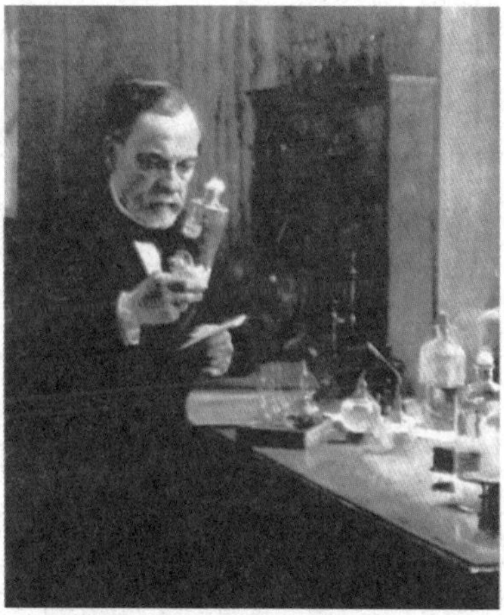

巴斯德在实验室

此前，他已经成功研制出消毒法，并运用这一方法征服了蚕病和鸡霍乱，从而在防治传染病方面积累了大量经验。经过多年研究，他终于成功研制出了狂犬病疫苗。

对人而言，狂犬病疫苗是否有效呢？巴斯德希望自己研制的治疗方法能将人类从可怕的狂犬病中拯救出来。他给支持他开展研究的巴西国王写了一封信，请求进行进一步的验证未被允许；无奈之下，巴斯德想给自己注射狂犬病疫苗，但遭到了助手和妻子的反对。

正在此时，男孩梅斯特(Meester)在上学路上被一条恶犬咬得浑身血淋淋的，身上共有 14 处伤口。所有人都认为这孩子难以逃离死亡的命运，但其母亲仍怀着希望，将孩子送到了巴斯德那里。他和专家们一致认为对小梅斯特进行预防治疗是使其避免死亡的唯一途径，也是义不容辞的责任。

巴斯德立即对小梅斯特进行了 10 天治疗，小梅斯特接受了 12 次疫苗接种。巴斯德使用了注射剂进行接种，这是验证该治疗方法有效性即可靠性的最为关键一步，为此巴斯德夜不能寐。最终，男孩安全度过了危险期，并渐渐康复。狂犬病疫苗成功了！在其不懈的坚持下，巴斯德最终研制出了预防狂犬病的方法。

（二）从动物开始的疫苗研究

凭借自身在诸多领域所获得的显著成就，法国著名科学家巴斯德在三十多岁时就已誉满全球了。

疫苗在疾病预防中的作用就是要训练人们的免疫系统，让其知道“这个是特别坏的坏人，下次看到要狠狠地打”，进而提升免疫力。

若缺乏这种训练，一些十分危险的敌人便能一路“攻城略地”。传统疫苗一般包含减毒疫苗和灭活疫苗两类。该两类疫苗的区别在于一个是“坏人”已被“圈养”得难以作恶，一个是坏人因死亡而不能作恶。巴斯德发明出的主要是动物减毒疫苗。

1. 挽救禽业的发现：鸡霍乱疫苗

1880 年，法国农村暴发了骇人的鸡霍乱（chicken cholera）疫情，超过 90％鸡群因病死亡。在法国政府的邀请下，巴斯德开展对该流行病的研究，并下定决心去征服这一瘟疫。

他在研究中发现，这种致病微生物能在由鸡软骨做成的培养基上良好地生长。在很短的时间内，仅需一小滴新鲜的培养物就导致一只

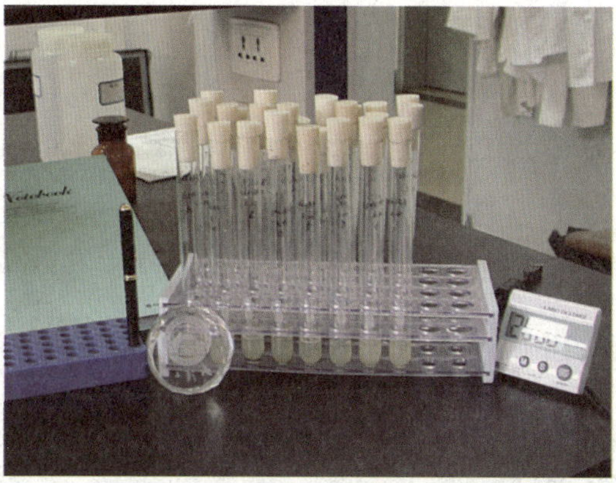

细菌培养

鸡死亡。此外，当采用老的、不新鲜的培养物对某些鸡进行接种时，它们几乎全部都只产生些许轻微症状，并能迅速恢复健康。这可能是因为培养物放置久后，其中的病原大部分死亡，而剩下的病原因为营养缺乏等毒性减弱，不会导致鸡死亡。

1881年，巴斯德彻底改进了减轻病原微生物毒力的方法。实践证明，当那些进行过低毒性培养基接种的鸡再被注射毒性足以致其死亡的、含有病菌的新鲜培养基时，就会表现出抵抗力，病症轻微，甚至没有影响。这表明，得过某种传染病并最终获得治愈的动物，此后就具有抵抗该病的免疫力。

由此，巴斯德找到了预防鸡霍乱的方法。他为鸡注射由减毒培养基做成的疫苗，疫情得到了及时的控制。

2. 畜牧业绝处逢生：炭疽疫苗

1877年，炭疽病(anthrax)在法国东部大肆蔓延。巴斯德证明了这种对牛和许多其他动物包括人造成严重危害的传染病的致病因素为炭疽杆菌。他以该细菌为基础，结合以往免疫方法的经验，研制了一种弱株炭疽杆菌。将其注射给牛，会使该病轻微发作，但不会导致死亡，反而使牛具有抵抗该病的免疫力。通过公开演示，巴斯德证明了这一方法可使牛获得免疫力，这在当时引起了巨大轰动。

人们迅速意识到巴斯德的方法可用来预防很多其他的传染病。这一系列发现推动了巴斯德有关减毒免疫学说的确立，他由此产生了研发抗炭疽疫苗的设想和计划。

1881 年，巴斯德将炭疽病的病菌置于温度为 42～43 ℃的鸡汤中培养。在这种情况下，该病菌不会形成孢子（细菌或植物等产生的一种有繁殖或休眠作用的生殖细胞，能直接发育成新个体），从而有助于筛选出那些不具备毒性的菌株来作为疫苗进行接种。

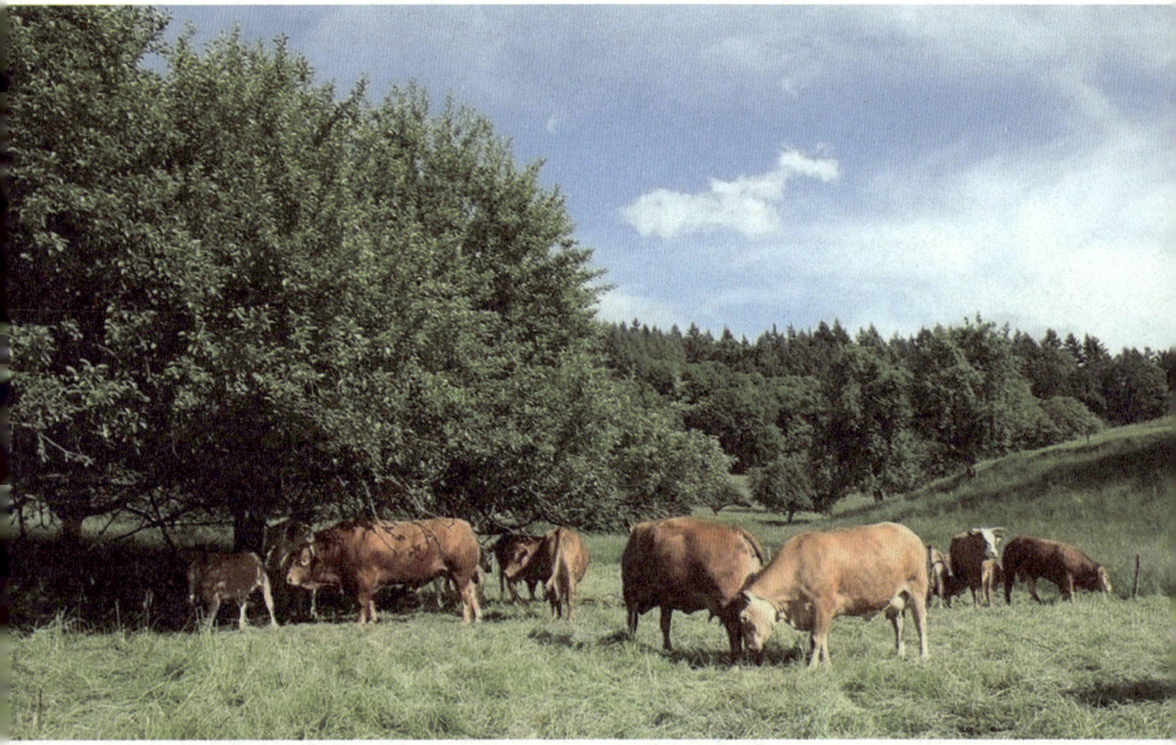

农场

作为全球首个成功研制出炭疽病减毒活性疫苗的人，巴斯德拯救了畜牧业，使其免受毁灭性的灾难。该方法在很大程度上激发了广大科学家的热情，人们由此认识到这一方法可帮助人类免受许多传染病的折磨。

第二十一章 微观空间之门

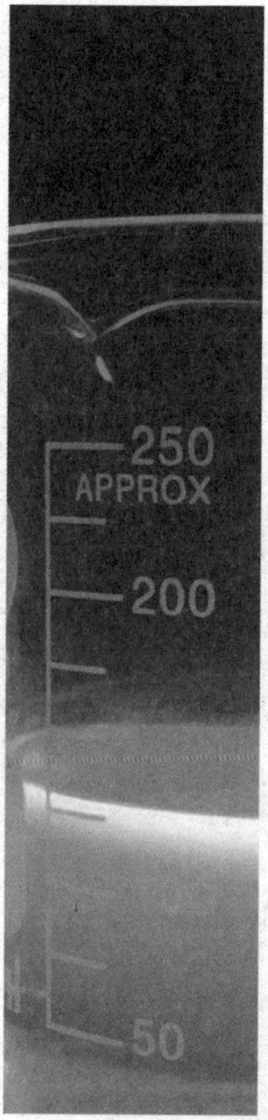

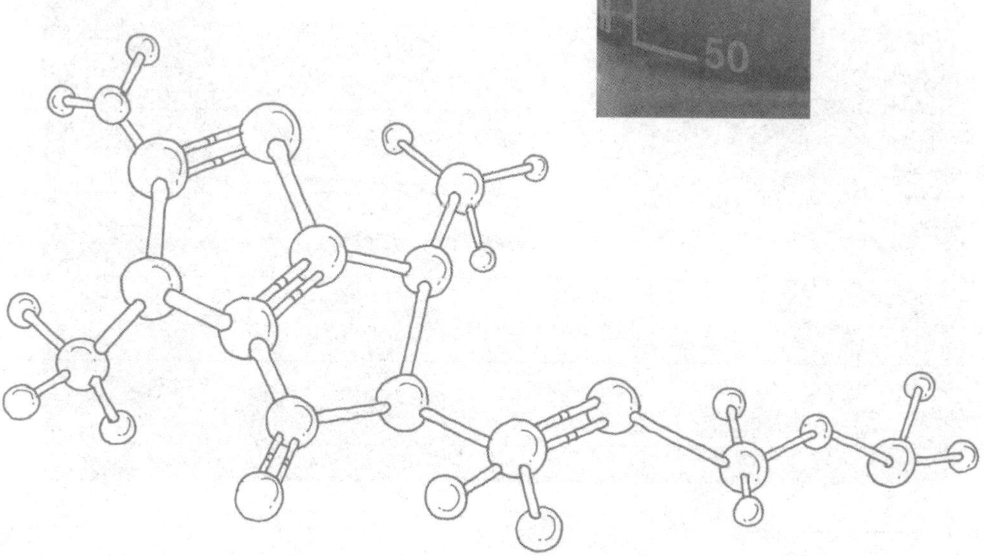

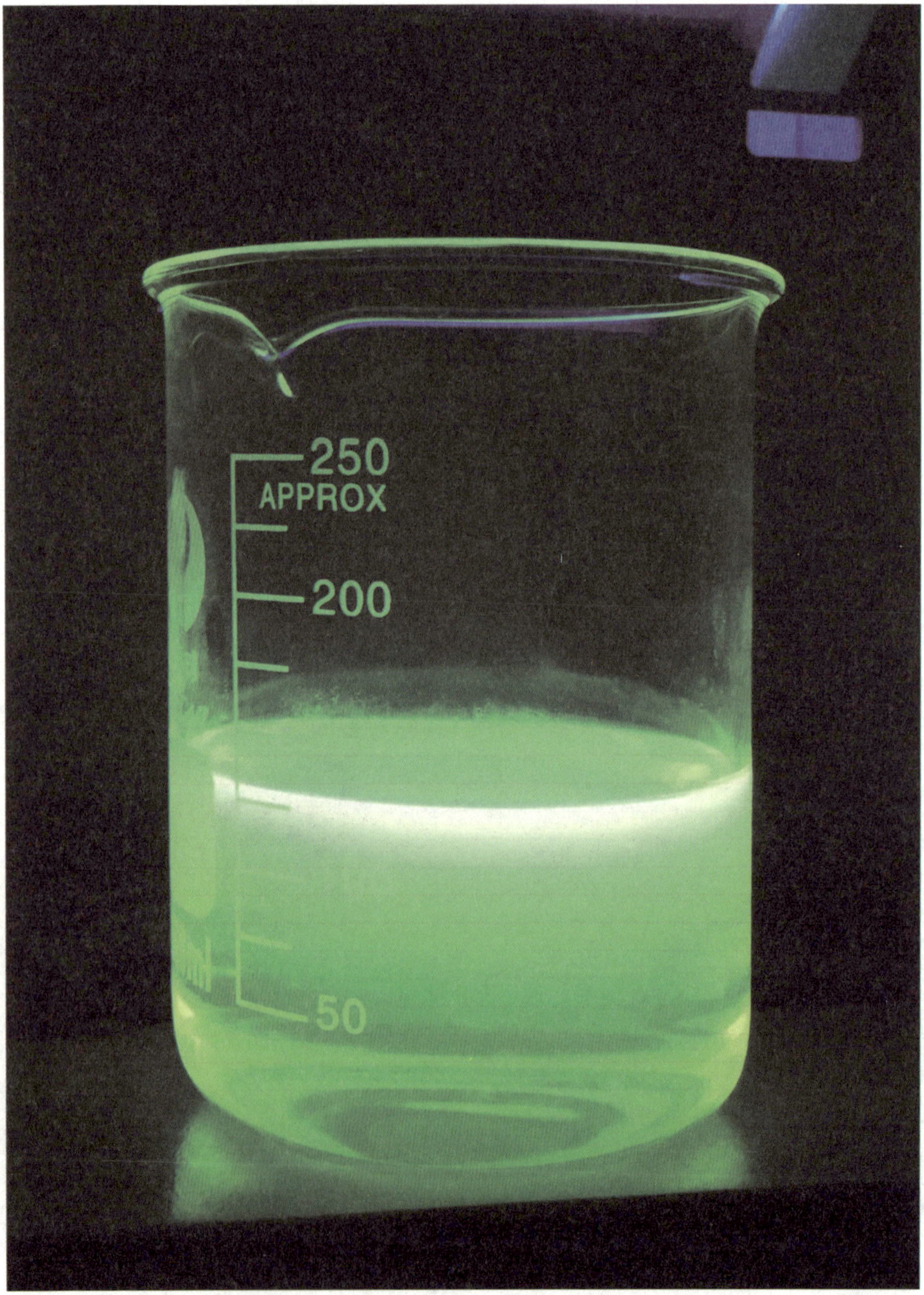
250
APPROX
200
50

（一）冒死攻关，狂犬病疫苗终诞生

巴斯德在1881年组成一个三人小组进行狂犬病疫苗的研制工作，希望通过采集病犬的唾液来开展研究。这是一项非常危险的工作，他们冒着被咬伤的风险，尝试采集狂犬的唾液。有次，为了采集唾液，巴斯德竟然跪在疯犬旁边耐心等待。

之后，虽然遭遇了多次困难与失败，巴斯德最终在患狂犬病的动物脑和脊髓中发现了一种病原体。其具有很强的毒性，从而推断狂犬病病毒集中于神经系统中。

当时细菌学说正处于统治地位，巴斯德并未发现狂犬病是一种病毒病。通过科学实践，他发现有侵染性的物质中的毒性在经过反复传代和干燥后会减少。由此，他大胆地提出了有关利用兔子来降低狂犬病病原体活性的设想。

他将通过分离得到的病原体连续接种至家兔的脑中，并使其传代。随后再从死于狂犬病的兔子身上取出一小段脊髓，将其悬挂在一支无菌烧瓶中干燥，再观察其中的病原体是否仍具有致命性。

经过多次实验巴斯德发现，未经干燥的脊髓致命性极高，而经过干燥的脊髓的致命性则相对较低。若研磨未干燥的脊髓，并将其与蒸馏水混合，再注入健康的狗身上，狗必会死亡；与之相反，若把干燥后的脊髓与蒸馏水混合，再注入狗体内，它们最后都活了下来。

巴斯德由此推断出经过干燥脊髓的病原体已被消灭，或至少已非常微弱。因此，他把经过干燥的脊髓研磨与水混合制成疫苗，注入狗脑中，再让这些狗与致命病原体接触以检验疫苗的功效。

为什么经过反复传代病毒便会减低致命性呢？按照达尔文“物竞

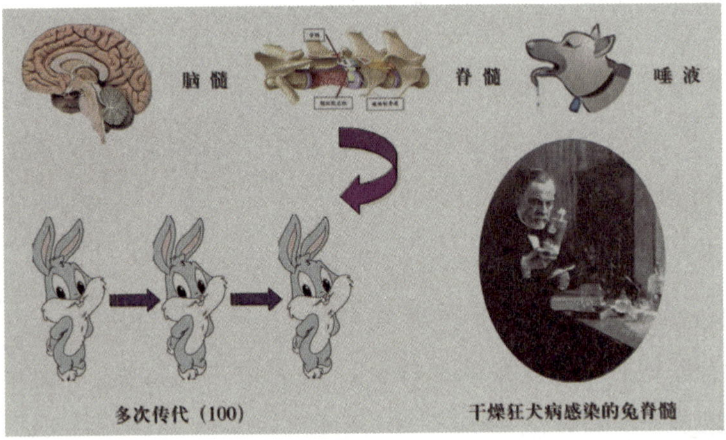

巴斯德狂犬病疫苗的制备过程

天择，适者生存”的原理，可能是病毒在经历反复多次传代过程中，由于人们对其提供充足的营养，缺乏生存压力，其侵染能力逐渐退化。当传代到一定程度时，病毒的毒力降低至无法致病。

干燥减毒的原理可能是病毒在长时间缺水环境下大部分死亡，剩下的病毒也因生存环境恶劣而致病力减退。

经过巴斯德反复实验，已被注射疫苗的狗，再被注入狂犬病病毒，也不会被该病毒感染。之后，他便开始研制狂犬病疫苗，一并取出多次传代的狂犬病病毒和兔脊髓，并悬挂在干燥的、消过毒的小屋里，使之自然干燥两周减毒，随后把脊髓研成乳化剂并用生理盐水稀释，最终成功研制了原始的狂犬病疫苗。

（二）生死对决，狂犬病疫苗获认可

尽管狂犬病疫苗已被成功研发，但刚刚问世的疫苗在生产技术上并不成熟。同时，科学界对其安全性和有效性的争论使得它并没有被当即投入应用。

几年后，前文提到的梅斯特的出现使这一切得到了改变。在人类历史上，男孩梅斯特是首例通过接受狂犬病疫苗接种而被治愈的狂犬病患者。这是一个重要的里程碑，象征人类步入了新的免疫时代。

在梅斯特被治愈后不久，巴斯德的第二个病人，一个在抢救被疯狗袭击的同伴时被严重咬伤的15岁牧羊儿朱匹力也被成功治愈。消息传开之后，世界各地的患者接踵而至前来接受狂犬病疫苗注射。

次年，一些俄罗斯、英国、阿尔及利亚及法国的狂犬病患者，都慕名而来请求巴斯德对其开展治疗。在这一年中，他治愈了1 726人，除10人因时间耽误问题最终死亡外，其余均获得康复。疫苗获得了巨大成功，震撼了整个欧洲大陆。许多狂犬病病人的生命被巴斯德用狂犬病疫苗所拯救，因此他被人们尊称为“人类健康的保护神”。

来自世界各地的贺信像雪片一样飞往巴斯德的研究所，他是当时全球唯一能拯救狂犬病患者的人。狂犬病疫苗成功用于人体预防，巴斯德的报告在丹麦哥本哈根召开的第二届国际医学大会上震惊四座，

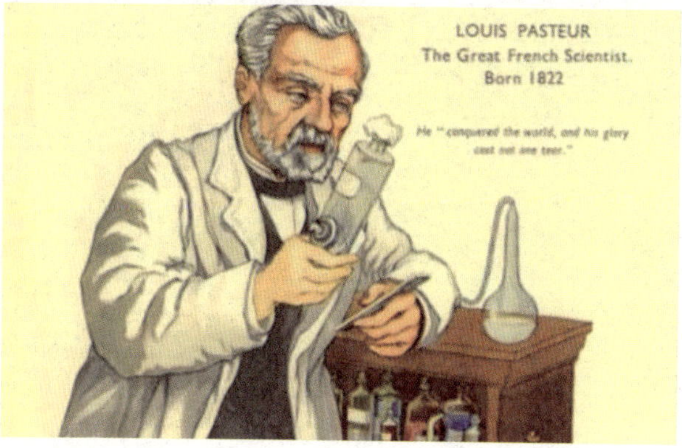
LOUIS PASTEUR
The Great French Scientist.
Born 1822
He "conquered the world, and his glory cost not one tear."

巴斯德成功研制原始的狂犬病疫苗

随后轰动全球，影响至今。

巴斯德在狂犬病疫苗研究方面的努力和贡献使其赢得了广大法国民众的尊重。1888 年，法国政府专门成立了巴斯德研究所，由其本人担任所长，以表彰其杰出贡献。

在该研究所成立的典礼上，巴斯德的儿子代替巴斯德宣读了一份讲话，其中有这样一段："当今，似乎有两条相反的规律正在互相搏斗着：一条流血与死亡的规律，总是在设想着破坏性和压迫各民族不断投入战场的新手段；另一条和平、工作和健康的规律，则总在发展着把人类从围困着它的灾难中解救出来的新方法。"

可以这么认为，为了实践第二条规律，为了捍卫全人类的健康和福祉，巴斯德献出了整个生命和智慧。如今，在巴黎巴斯德研究所外，仍坐落着记述朱匹力见义勇为和巴斯德丰功伟绩的雕塑。1889 年，巴斯德研究所将生产技术已相对成熟的狂犬病疫苗推向世界，开始在俄罗斯、英国等国家广泛投入使用。

第二十二章 雷霆骑士

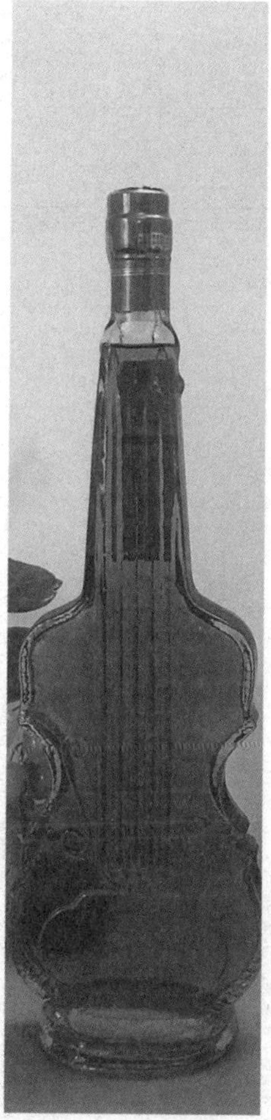

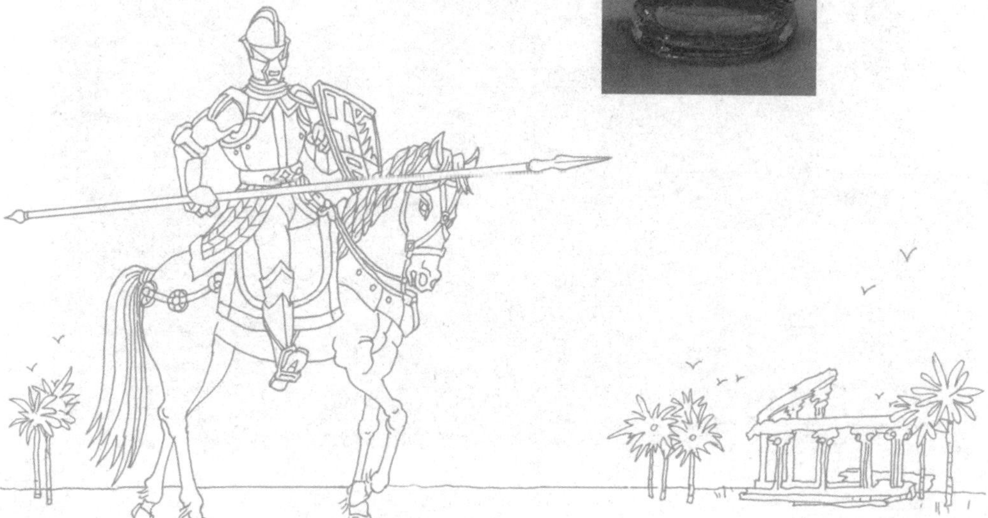

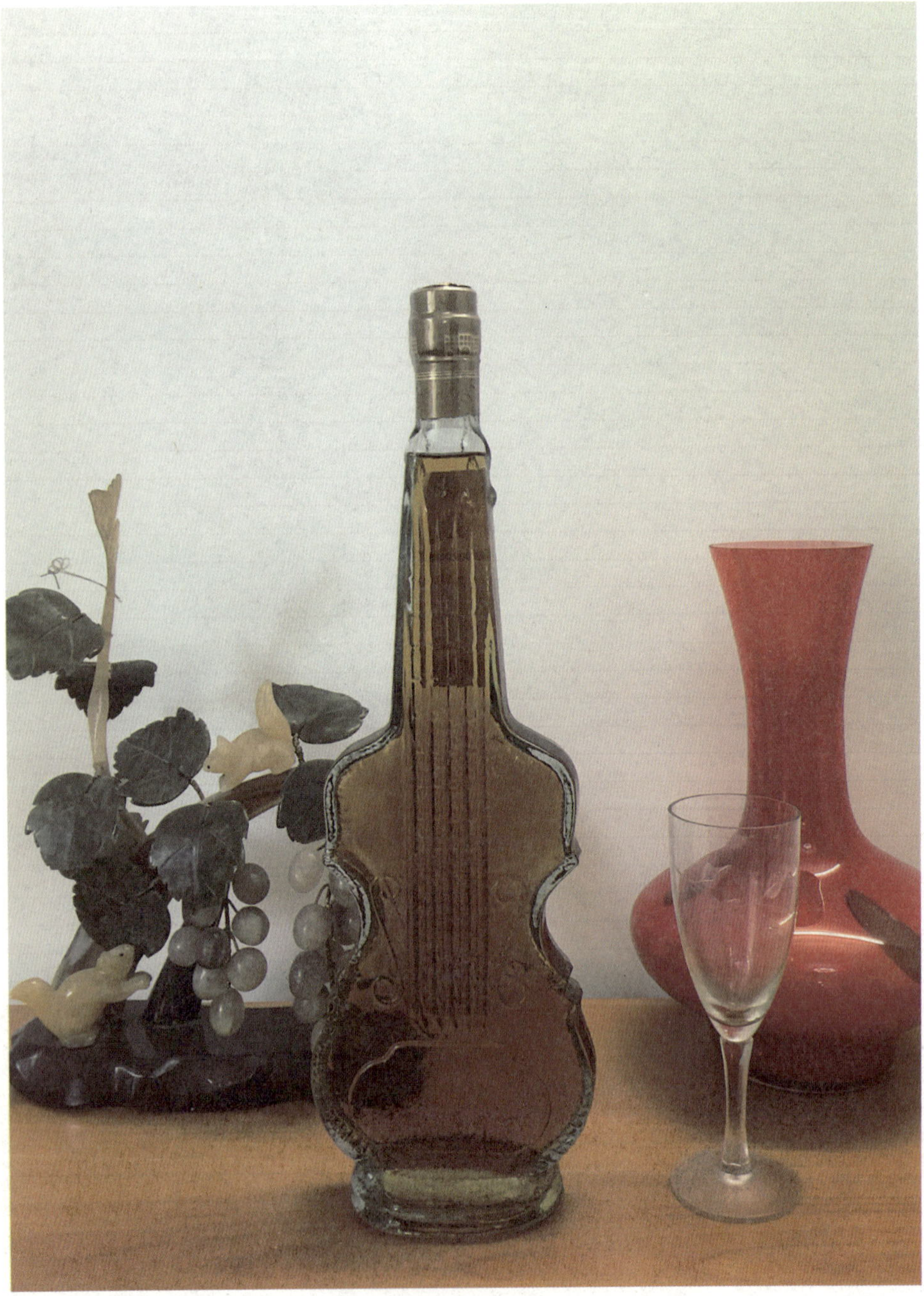

1892年12月27日，法国索邦大学大礼堂里座无虚席。在一片乐声和欢呼声中，路易·巴斯德在法国总统的搀扶下走上主席台。这天是他70岁诞辰。上到国家元首和两院议长，下至学生和平民百姓，以及许多来自世界各地的科学家，纷纷前来祝寿，表达对巴斯德为人类做出卓越贡献的感谢之情。

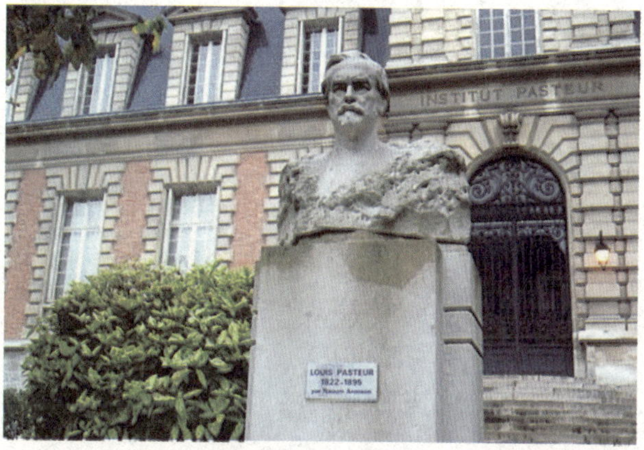

法国巴斯德研究所

为什么巴斯德受到如此感激和爱戴，他到底是一位什么样的科学家呢？

巴斯德是法国著名微生物学家、化学家和近代微生物学的奠基人。他于1822年出生在法国多尔(Dole)的一个普通工人家庭里，因家境贫寒而借钱上学。幼年的巴斯德在校成绩并不理想，之后他渐渐意识到求学的艰难，转而用心读书。

在学习过程中，他不怕别人嘲笑自己不聪明，对遇到的每个问题都会用心钻研，不彻底明白不肯罢休。在一次关于分析磷(P)元素的化学实验中，其他同学们匆匆忙忙做完一次就结束；而巴斯德为了彻底明白问题，在课余之时买了许多猪、牛的骨头并把它们烧成灰进行处理，仔细地记录种种变化，而且还把提取的约60 g纯磷盛在瓶里作为实验化学药品。每次通过做实验，巴斯德都学到许多新的化学知识，在中学毕业时成了班上的优等生。

1843年，巴斯德成功考取巴黎高等师范学校。在大学的学习过程中，法国著名化学家杜马教授的新思想对巴斯德产生了极大的吸引力。这使他从事化学研究的信念变得更加坚定，从而开始更加刻苦地学习，经常废寝忘食地在实验室里做实验研究。巴斯德25岁便被授予巴黎高等师范学校的博士学位。

（一）藏在葡萄酒里的奥秘

法国盛产葡萄酒，但常常遇到葡萄酒发酸变质的问题，这给法国的葡萄酒业带来了巨大损失。1856年，受制于酒变酸的问题，一家位于里尔城的酿酒厂濒临破产，厂长比戈找到巴斯德，请求他帮助解决这一问题。

通过在显微镜下分别观察好酒和酸酒，巴斯德发现，好酒里有一种小球状的微生物(酵母菌，yeast)；而酸酒里不存在该物质，但含有一种杆状细菌(乳酸杆菌，*Lactobacillus* sp.)。巴斯德意识到杆状细菌是造成酒变酸的原因。进而他又发现，如果将酒加热至50～60℃，酒里的杆状细菌就会被杀死，密封保存之后，酒就不会变酸了。

巴斯德想，这种肉眼无法看见的微生物如此神奇，竟然可以使工厂所有的酒变酸；但人类对这个微观世界是如此陌生，几乎闻所未闻，这是一个亟待探索发现的未知领域。此外，巴斯德还想到，既然这种微生物会使酒变酸，而通过加热灭菌后又可长期保持酒不变质，那么人体因为生病或接受手术后发生的溃烂是否也是由微生物造成的呢？人的疾病是不是能通过杀灭这些微生物而被治好？

为了找到问题的答案，巴斯德仔细研究了会对人畜造成危害的不同疾病，如伤寒、痢疾、鼠疫、羊炭疽、禽霍乱等，最后发现了造成这些疾病的相应的微生物，即细菌。微生物的确是可以引发各种传染病的源头，到这个时候，这种以事实为依据的“细菌致病学说”(germ theory of disease)建立了。

自古以来，各种传染病大肆给人类制造痛苦，致人死亡后又悄无声息地离去，来无影去无踪，人类不仅无法惩治“凶手”，甚至还不知道微生物这个“凶手”的存在。通过巴斯德的研究，人们终于逮住了这个隐藏得很深的“凶手”，让它悄然祸害人间的历史宣告结束。

（二）以毒攻毒

在发现传染病均由微生物而引起后，巴斯德认为，研究的下一目标应是制服这些微生物的手段，以保护人畜的健康。这项研究始于前面提到过的对鸡霍乱的防治。

鸡霍乱又称鸡出血性败血症，它是由巴氏杆菌(*Pasteurella gallinarum*)引起的一种急性败血性传染病，该病的死亡率很高，严重危害养鸡业。

为何患过霍乱的鸡就不再受此病侵扰？原因是这些鸡在感染霍乱病原菌后，获得了一种针对霍乱的抵抗力。若在鸡身上注射一种毒力较弱的霍乱病原菌，使它们既不会因病而死，又可获得免疫力，鸡霍乱不就可以实现预防了吗？根据这一设想，巴斯德开始制备此类弱毒菌。

首先，他从因感染霍乱而死亡的鸡身上获得霍乱病原菌，随之将其培养于装有培养液的玻璃瓶内。一天后，他从瓶中取出一滴培养液装入第二只瓶内。再过一天后，又从第二只瓶内取出一滴培养液放在第三只玻璃瓶里。以此类推，巴斯德一直接种到几十瓶。他希望通过这一方法获得减弱毒性的霍乱病原菌。

然而，当他从最后一只瓶里取出一滴培养液并将其接种到鸡体内时，后者在很短的时间内就死亡了。这说明，每瓶的毒力是相同的，这一方法并未使弱毒菌得以制备。首次试验就这样以失败告终。

由于此时正逢暑假，在把此次实验用的瓶罐收入实验室的橱柜里后，巴斯德便到乡下度假。假期结束回到实验室后，巴斯德突然想起那些瓶瓶罐罐。他突发奇想，准备给鸡注射经过几十天放置的霍乱病原菌。

当他把这些菌液注射入鸡体内后，奇迹出现了：除有一阵轻微的不适外，这些鸡全都安然无恙。几星期之后，巴斯德又给这些鸡注射了拥有很强毒力的霍乱病原菌，但它们依旧健康如常，这说明它们体内产生了针对霍乱病原菌的抵抗力。

原来，被装在玻璃瓶内的菌液在经历了几十天的放置后，其毒力大大减弱了。之后将这些菌液注射到鸡体内时，它们就具备了抵抗力。由此，巴斯德的实验获得了巨大成功。他信心满满地想，减毒免疫的设想是切实可行的。只要预防各种疾病的疫苗被成功制备出来，人类就可完全控制传染病了。

在制服鸡霍乱后，按照同样的道理，巴斯德又制成了预防牛羊炭疽病的疫苗。1881 年，在法国普莱堡农场，巴斯德开展了一次著名的药效试验，该试验是其研究工作进入高潮的重要标志。

试验时，巴斯德把由普莱堡农场提供的 60 只绵羊分成三组：第一组有 25 只，先对它们注射炭疽病减毒疫苗，待其产生了免疫力后再注射拥有很强毒力的炭疽病菌；第二组也有 25 只，巴斯德不对其注射疫苗，只给它们注射与第一组绵羊同样的炭疽病菌；第三组有 10 只，不对其做任何处理。最后，实验显示，第二组绵羊在注射炭疽病菌后全部死亡，而第一、三组没有任何影响。

当年的 6 月 2 日下午，一些议会的议员、科学家、新闻记者和各地农民如潮水般地涌入农场，想亲眼看看这一实验。实验完全和巴斯德所预想的一样，以圆满成功而结束。自此，“减毒免疫学说”(attenuated immune theory)传遍全球。

由巴斯德发明的免疫方法为整个世界带来了难以估计的经济利益。仅在法国，这一方法就为其畜牧业增加了 50 亿法郎的收入，折合

7.2 亿两白银，相当于当时法国一年的出口总值。英国科学家赫胥黎在评价巴斯德的贡献时说道："1871 年法国付给德国的战争赔款是 50 亿法郎，但是巴斯德一个人的发明，已经抵偿了这一大笔损失。"

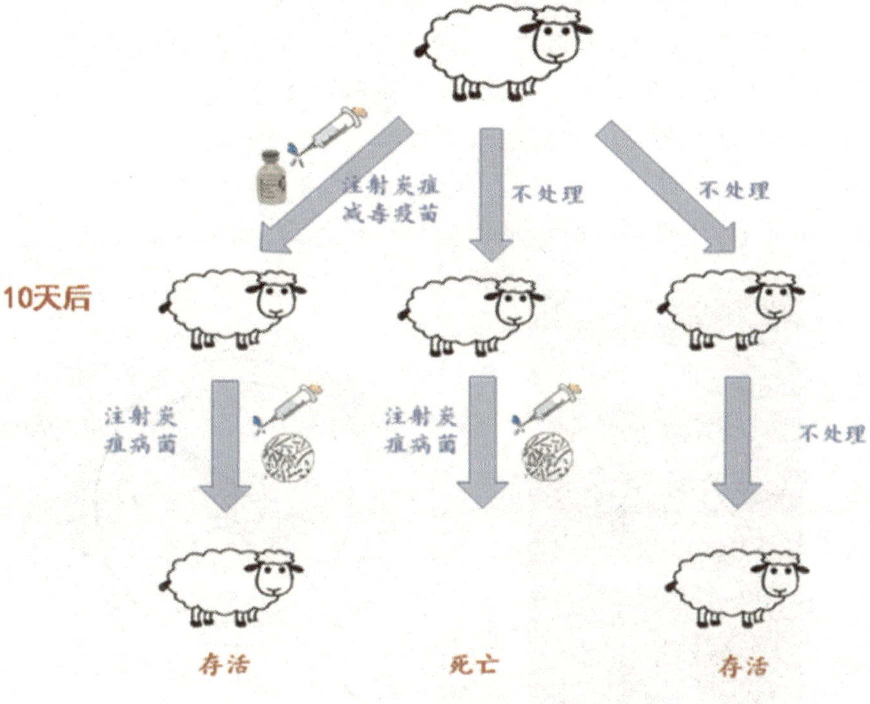

巴斯德制成预防牛羊炭疽病的疫苗

（三）人类健康的保护神

在成功运用免疫方法预防畜禽疾病后，巴斯德立即将这种方法应用到了防治人类传染病方面。他首先进行的是防治人类狂犬病研究，在其免疫理论的指导下，如肺结核、白喉、天花、脑膜炎、小儿麻痹症都有了相应的疫苗来实现预防。各种不同的传染病疫苗被制备了出来。

1895 年，巴斯德在巴黎去世，但其为人类立下的不朽功绩将永载史册。正是在他的努力下，微生物世界的奥秘得以揭示，人类从而首次真正地认识那些曾导致千万人死亡的传染病，其中包括14世纪在欧洲大陆肆虐，几乎夺去整个欧洲一半人生命的“黑死病”，均由鼠疫杆菌（*Yersinia pestis*）等相应的微生物，即细菌或病毒所导致。

他还发现了有效防治传染病的方法——减毒免疫法。自19世纪中叶以来，由于人类有效控制了传染病，全球人口的平均寿命延长了一倍，人类从而在真正意义上获得了“第二次生命”。巴斯德在人类抗争疾病的历史上揭开了光辉的一页。

路易·巴斯德的研究奠定了工业微生物学和医学微生物学的基础，并开创了微生物生理学，从而被后人尊称为“微生物学之父”。

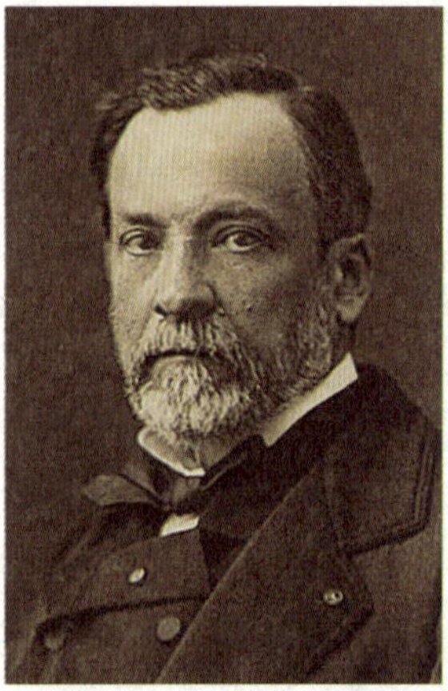

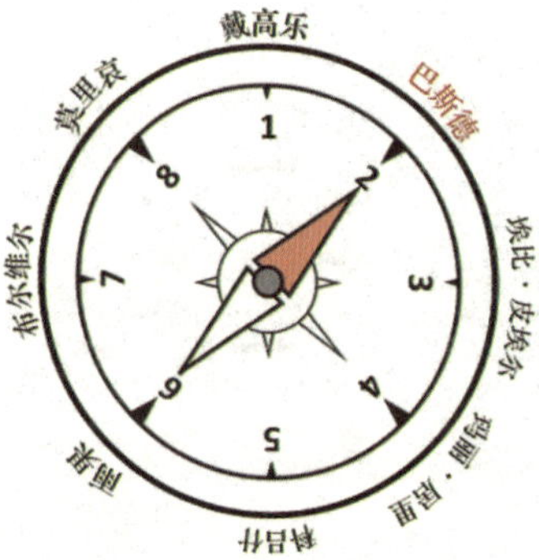

“历史上最伟大的法国人”评选结果

巴斯德在美国学者麦克·哈特所著的《影响人类历史进程的100名人排行榜》一书中名列第11位；在2005年法国开展的“最伟大的法国人”的评选活动中名列第2位，仅次于在第二次世界大战中领导自由法国运动并在战后成立法兰西第五共和国的戴高乐总统。作为一位伟大的科学家，巴斯德同时注重理论和实践，被后世誉为“进入科学王国的最完美无缺的人”。

第二十三章

爱国者

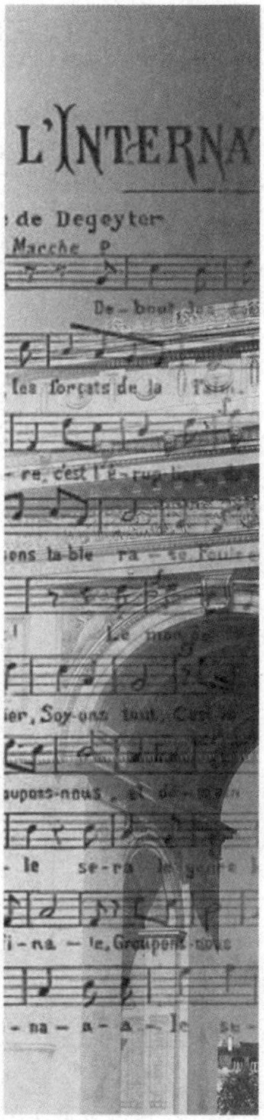
de Degeyter
les forçats de la
Soy-ons tout,
le se-ra

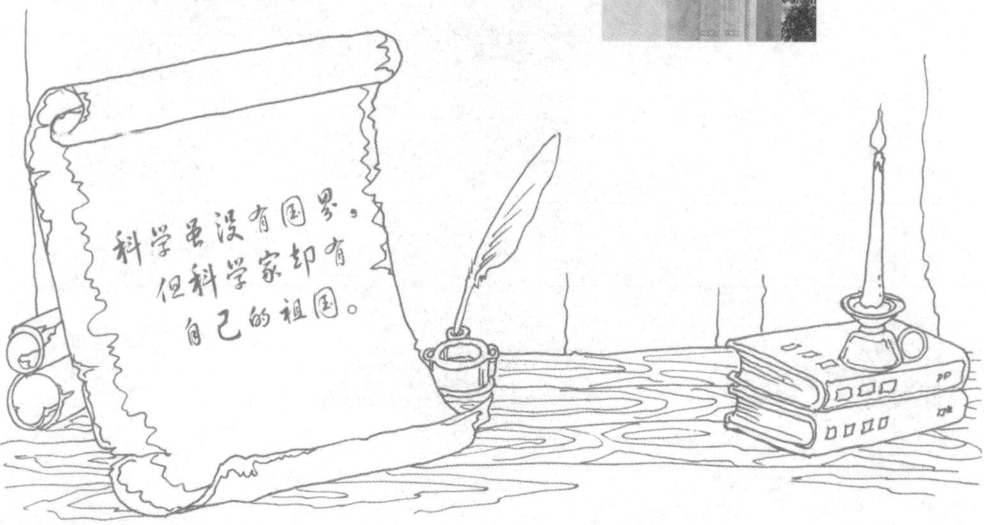
科学虽没有国界，
但科学家却有
自己的祖国。

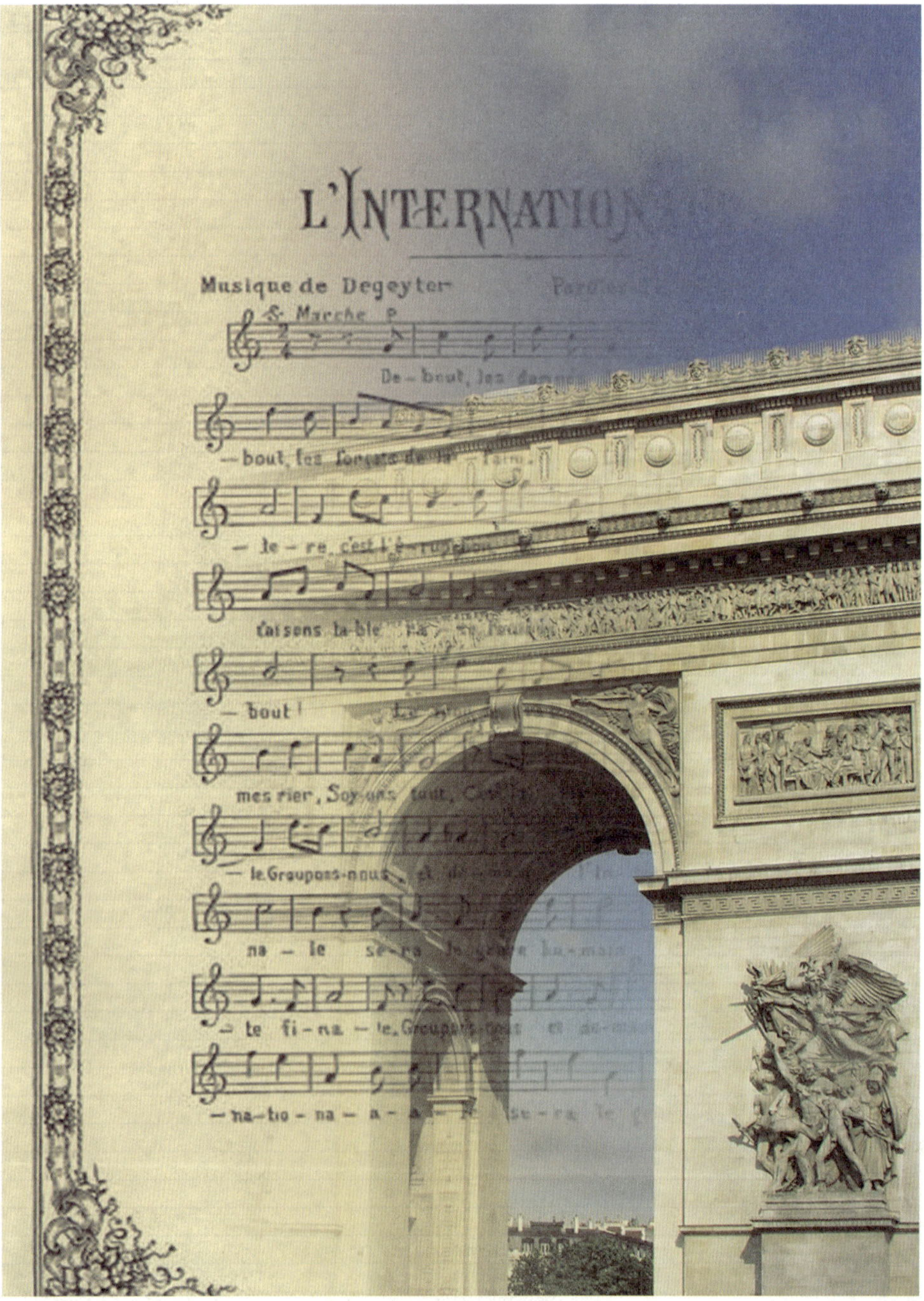

L'INTERNATION
Musique de Degeyter
Marche

巴斯德在不同场合说过:“科学没有国界”。他提倡科学真理属于全人类,而且科学成果应由全人类共享。巴斯德征服狂犬病的消息传开之后,欧洲大陆乃至全球都为之振奋鼓舞。巴斯德一直秉承科学家崇高的责任感和使命感为世界各地慕名而来的患者进行治疗,获救的人不分国家、不分种族。

在俄国斯摩棱斯克地区,一条疯狼在被砍死前共咬伤 19 个农民,人们急忙把受害者带到巴黎去寻求巴斯德的帮助,鉴于严重的伤势和较长的时间耽误,巴斯德决定采取加倍接种。这些俄国人头上和胳膊上扎着绷带,身着皮大衣,排队等待接种疫苗……他们都不会讲法语,尽管这些病人在接受治疗时已是他们被咬伤后的第 15 天了,但巴斯德最终奇迹般地治愈了其中的 16 人。

爱国主义精神是激励巴斯德持续攀登科学高峰的主要动力,他主张:“科学是国家繁荣的灵魂,是一切进步的活源泉。”巴斯德成长于个充满爱国主义情怀的家庭,其父约瑟夫·巴斯德是一名军士长,因战功赫赫而被拿破仑皇帝亲自授予了荣誉军团勋章和骑士十字勋章。上学之后,巴黎高等师范学校浓厚的爱国氛围,以及其导师杜马、毕奥的爱国主义思想都对巴斯德产生了深远的影响。

1848 年,法国暴发资产阶级革命,七月王朝被推翻,他和同校学生一起加入了国民自卫军,还捐献了仅有的 150 法郎。

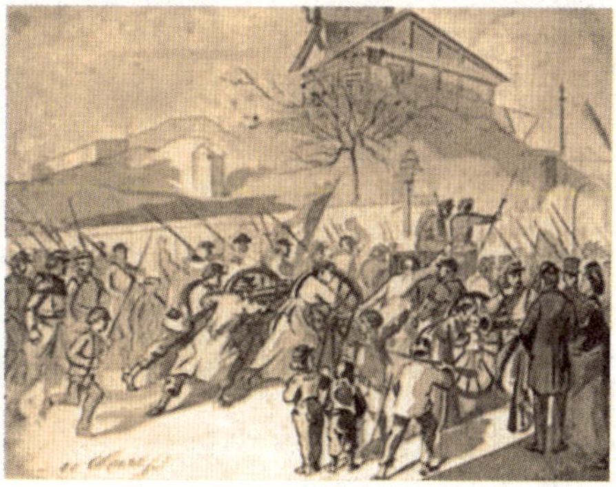

法国国民自卫军

普法战争于 1870 年爆发。法国士兵被普鲁士军队所打败,法国大片领土随之被普鲁士占领。消息一经传开,部分惊慌的法国人十分悲观,担心国家就此灭亡。而巴斯德挥舞着手臂,并朝朋友们大喊:“悲观没有用,只有奋起抵抗才能拯救祖国。”他匆忙冲入书房,找出他于1868年被波恩大学授予的名誉医学博士证书,同一封信一起塞进信封里。在信中他写道:“今天,我一见到这纸文凭就使我深恶痛绝,当我见到我的名字列入你们授勋的最著名人物中,见到我的名字置于从今以后遭到我国诅咒的威廉国王的庇护之下,我觉得受到了冒犯。”随后他在信封上写下:“寄普鲁士波恩大学……”

“你这是做什么?”朋友们惊愕地问道。

“退给他们!”

“退回去?”朋友劝说道,“巴斯德,你说过,科学是没有国界的!”

巴斯德回答说:“科学虽没有国界,但科学家却有自己的祖国。”这一番掷地有声的话语,完全体现了一位科学家高尚的爱国情怀,并由此成为一句永存的爱国名言。

科学不分国界和科学家的爱国主义情怀之间并不存在矛盾。在任职50周年的纪念典礼演说中,巴斯德为他的这个著名言论作了完美的注解:“首先你们要对自己说,‘我为自己的学习做了些什么?’然后,随着你们的成长,要对自己说,‘我为自己的国家做了些什么?’直至你们可以非常自豪地说,‘我为人类的进步和利益贡献出了一点东西’。一个人的工作虽然多少受到生活的制约,但是当他在即将达到目的,他应该有权对自己说,‘我做了力所能及的事。’”

在50多年的科学研究生涯中,巴斯德始终坚持不懈地努力,不断实践着自身的追求和愿望。他以实际行动和精神,在法国人的心中塑造了一座丰碑,并被誉为该国“最伟大的民族英雄”。巴斯德的爱国情怀与科学贡献给人们留下丰富的遗产,鼓舞着后人不断投身科学事业。

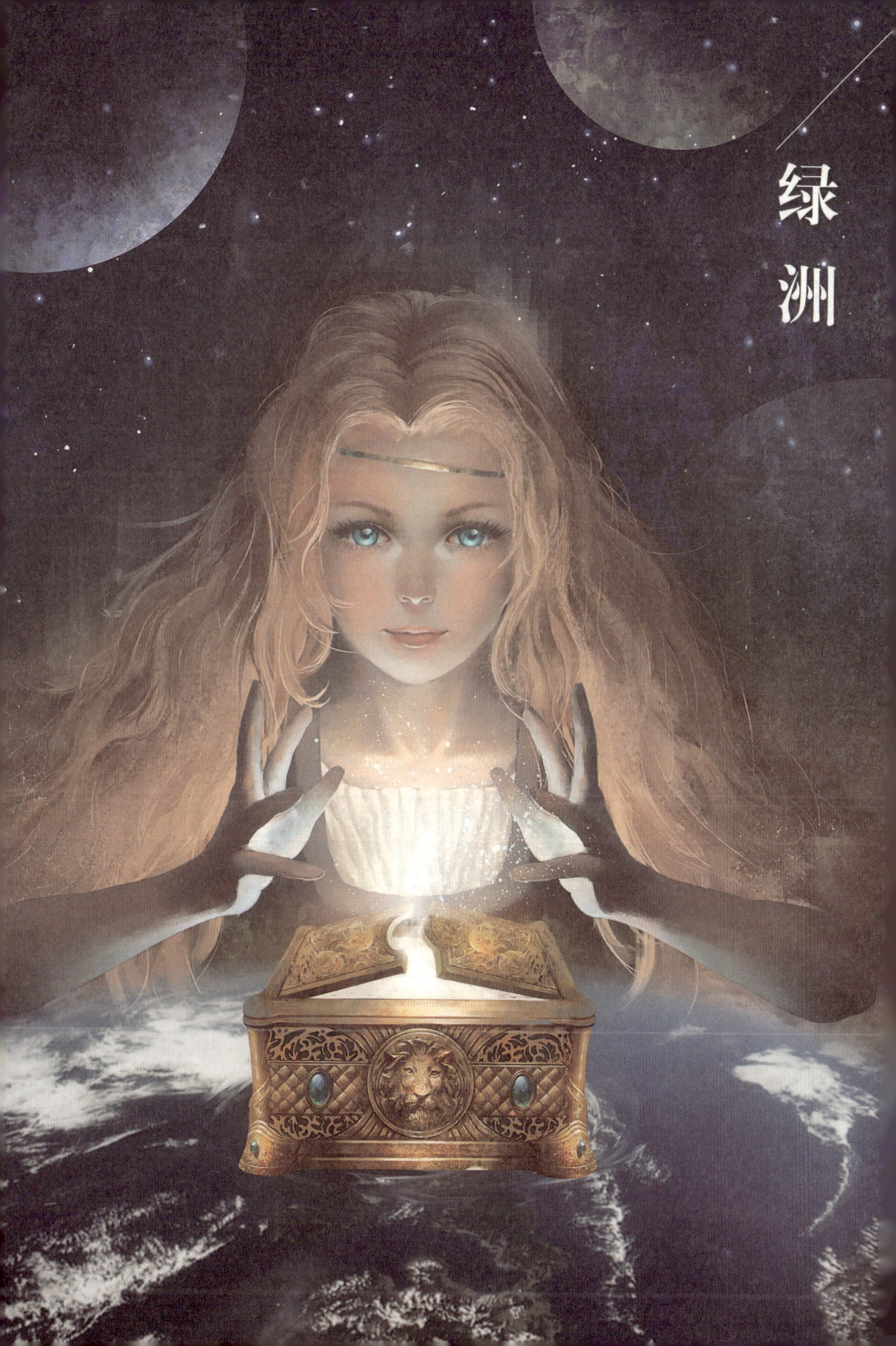
绿洲

绿洲·潘多拉魔盒的希望

“瘟疫和灾难都被释放了出来，潘多拉魔盒被关闭时深藏着的是希望。”

——在病毒与人类世界的时空风暴中，生命的奥秘不断被探索，科技创造未来的希望明耀求是大道。

第二十四章 正气能量的文明溯源

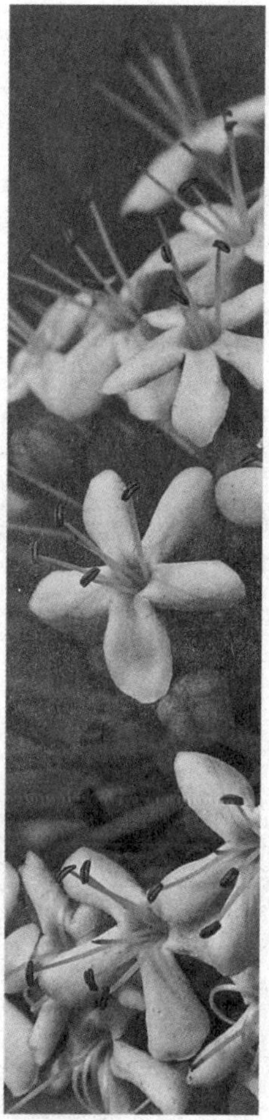

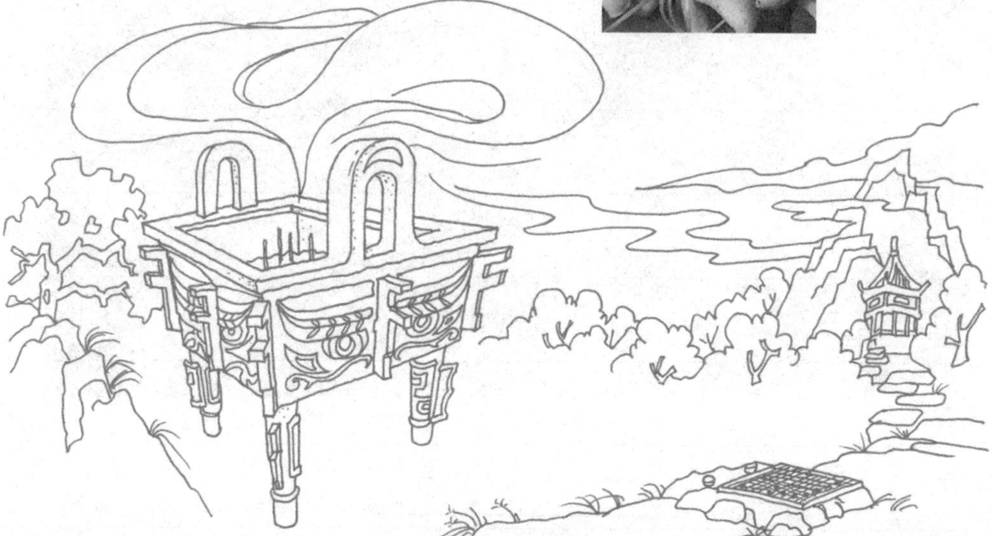

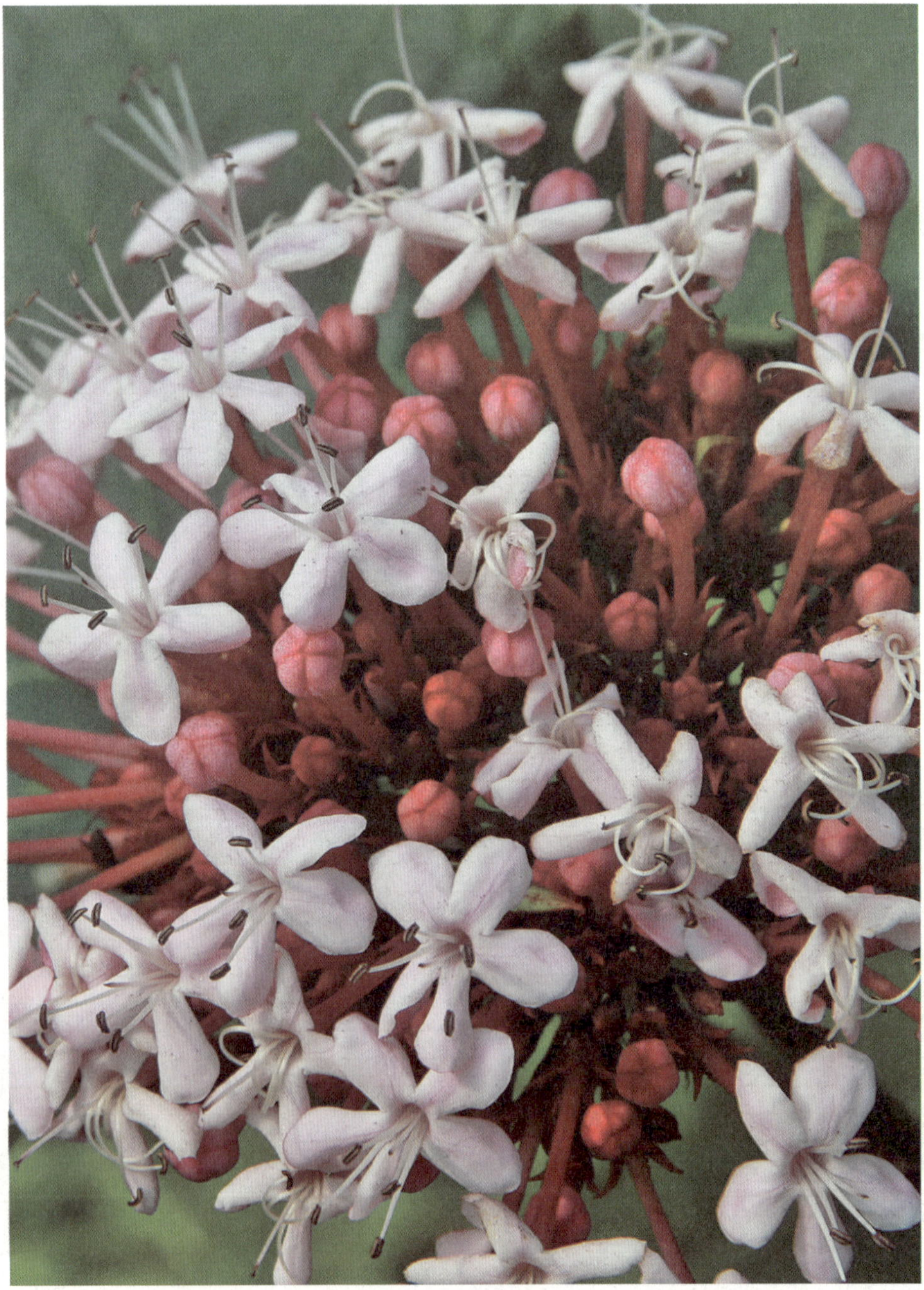

公元前430年，在雅典暴发了一场瘟疫，古希腊历史学家修昔底德(Thucydides)发现，那些在上次瘟疫流行时患过病的人，在瘟疫再次流行时却安然无恙。这或许是目前有关"免疫"现象的最早描述。"免疫"的英文immunity来源于罗马时期的拉丁文词immunitas，具体形容个人劳役或对国家的义务受到免除。

在中国医学中，"免疫"一词最早出现在明代医书《免疫类方》中，指"免除疫疠"，即防治传染病。

中国古代医学通称中医，从古代的夏商一直延续至今，是神州大地灿烂古文化中的一颗璀璨明珠。中医独特的理论体系传承至今，并在指导疾病的诊疗实践中发挥着有效的作用。

我国古代医学很早就存在有关免疫学的概念。"正气存内，邪不可干"出自于《黄帝内经》之《素问·刺法论》。《素问·评热病论》中又有"邪之所凑，其气必虚"。这中间正气即对疾病的抵抗力，其与人体维持一切正常活动及抵抗疾病的能力有关，也包含人体的免疫能力；"邪"即致病因子。"正气存内，邪不可干"意味着人体自身强健，即使有外邪侵入人体也不易得病，即使得病也可治愈，突出了免疫功能的重要性。

在中医的发展历程中，涌现出一批杰出的古代中医学家，在几千年的历史长河中，对中华民族的繁荣发展和世界医学的进步做出了巨大的贡献。

(一) 传染病学之先驱者：张仲景

东汉末年，时局动荡，战乱不断，灾疫泛滥。无数人被病魔折磨，引发了地广人稀的空前灾祸。曹植在《说疫气》中写道："建安二十二

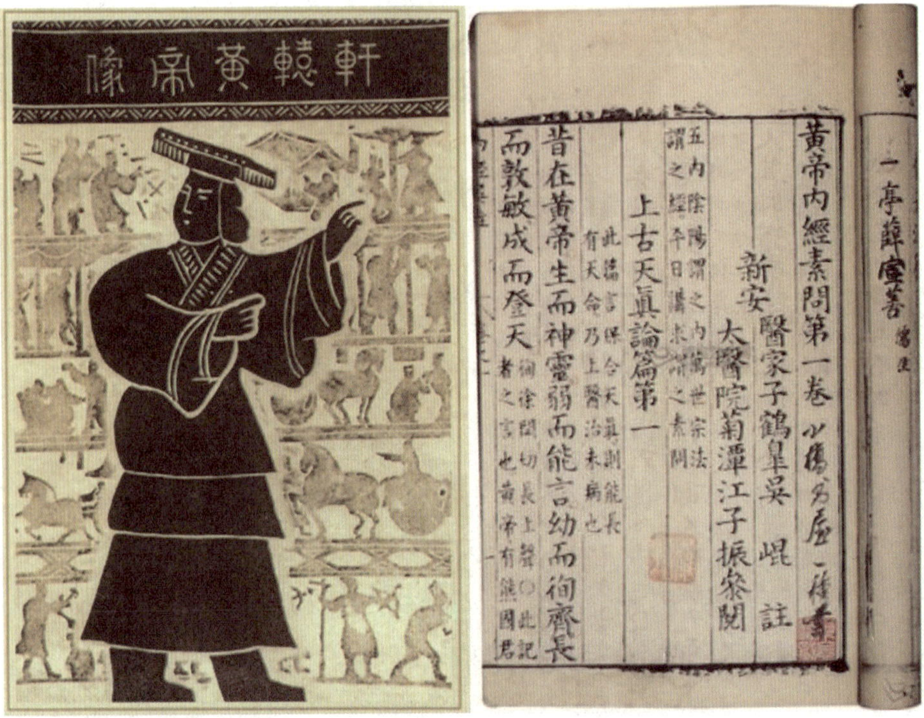

《黄帝内经》

年，疠气流行，家家有僵尸之痛，室室有号泣之哀。或阖门而殪，或覆族而丧。”

南阳人张仲景就生活在这样的时代。他曾担任长沙太守，四处收集医方，编著《伤寒杂病论》，“道经千载更光辉”，终成一代医圣。在《伤寒杂病论》中所确立的辨证论治原则是中国古代医学临床的根本原则，更是中国古代医学的重要灵魂。

张仲景家族原有二百多人。不幸的是，他的家族中有三分之二的人在十年内相继死于疫病，这坚定了其学习医术的决心。张仲景从小天资聪慧，勤奋好学，尤其喜欢研讨医学著作，善于勤求古训、博采众方。他说："孔子曰：生而知之者上，学则亚之，多闻博识，知之次也。余宿尚方术，请事斯语。"用以表明医学没有止境，必须终身坚持学习。

公元三世纪初，张仲景集聚毕生精力，著就《伤寒杂病论》一书。中医所提及的伤寒是外感病的总称，其中包含传染病瘟疫。张仲景将南阳大疫中发生的此类传染病归属于伤寒病，提出治疗以"扶正祛邪"为总体原则，贯彻"扶阳气、存阴液"的基本精神，调整人体正常的阴阳平衡，提高机体抗病能力的治疗大法。

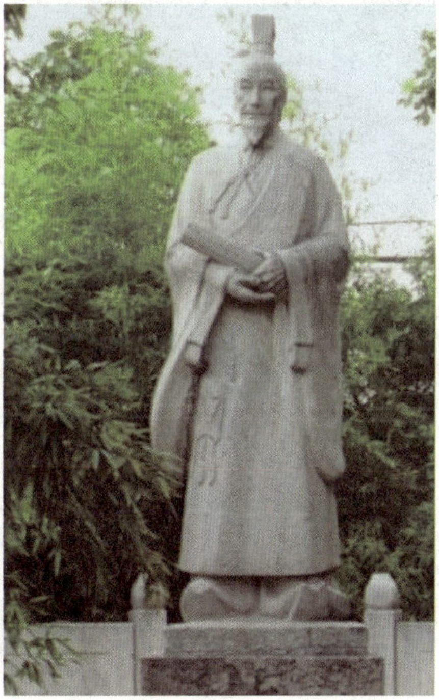

张仲景像

据现代免疫学研究，这些方剂中的许多味中草药，可明显促进机体免疫功能的恢复及临床疗效。此外，在病因辨证方面，张仲景强调"遭邪风之气，婴非常之疾"的外因说的同时，更注意强调内因，认为"不固根本，忘躯徇物，危若冰谷"，已经充分认识到提高人体"正气"——对疾病的抵抗力，即我们现在的免疫力，才是最关键的。

（二）预防医学之创导者：葛洪

葛洪为东晋时期道教炼丹家、医学家。其出身江南士族，十三岁时丧父，家境渐贫，以砍柴所得，在劳作之余抄书学习，常至深夜。葛洪号“抱朴子”，人称葛仙翁。

葛洪曾广泛搜集前代名医药方，并撰成《金匮药方》百卷，后节略为《肘后备急方》四卷，简称《肘后方》，其中有世界上最早的对肺结核、麻风、天花、恙虫病等的记载。该书开辟了中医关于传染病研究的先河。葛洪的一生颇具传奇色彩，并在临床急症医学方面做出了突出贡献。

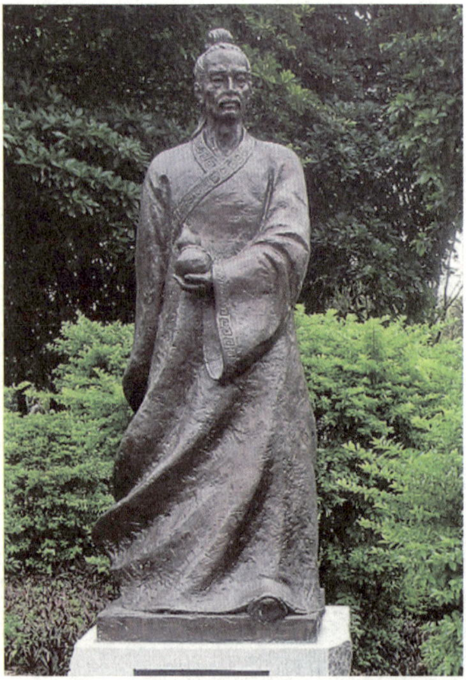

葛洪像

葛洪十分注重对急性传染病的研究，古代人们称其为“天刑”，认为是鬼神作怪。他在书中写道：急病不是鬼神引发的，而是受外部的疠气影响，并指出外界的物质因素引起急病。能拥有这种认识的葛洪在其所处的时代已很令人刮目相看。

在《肘后方》中记载了一种由犬咬人而导致的疾病，即现在的狂犬病。人被疯狗咬了之后非常痛苦，受不得一点刺激，只要听见一点声音，就会抽搐痉挛，甚至听到倒水的响声也会抽风，因此也被称为“恐水病”。

在世界医学史上，他还首次记载了天花和恙虫病两种传染病，比西方医学家所认为的阿拉伯医生累塞斯(Rhazes)最早记载天花传染病要早五百多年。

（三）免疫医学之实践者：华佗

华佗为东汉末杰出的医学家、科学家，又名旉，字元化，尤精于外科及针灸。他是中国外科手术的先驱，被后人称为“外科圣手”，亦被称作“神医华佗”。名医华佗精于手术，善用汤药，擅长针灸且有超人之处。他曾反复研究，提出取穴新方法。

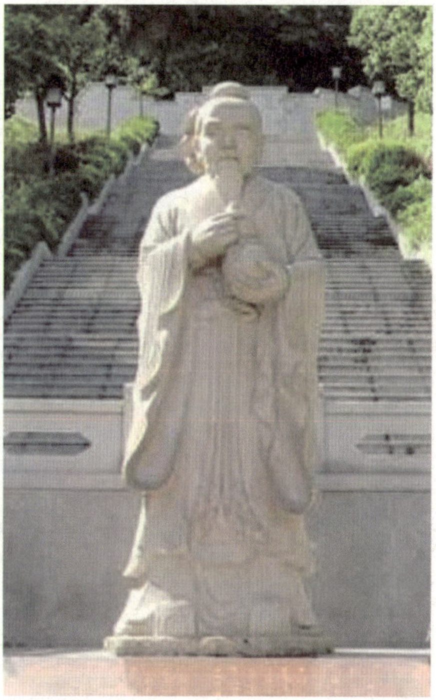

华佗像

据现代不少研究表明，这种传统的灸法和刺法可以调整机体免疫功能，增强巨噬细胞的吞噬功能。在免疫学中有重要的意义，有利于调动机体的免疫功能并提高自身保护的能力。

此外，华佗对养生和预防保健尤为注重，并身体力行，在理论和实践方面有其独到之处。他曾说：“血脉流通，病不得生，户枢不朽也”。华佗继承和发展了前人“圣人不治已病，治未病”的预防理论，创编了“五禽戏”(分别为虎、鹿、熊、猿、鸟），来舒展筋骨，畅通经脉，还能防病祛病。通过五禽戏可以锻炼身体，提升机体机能，增加体内“正气”进而抵挡外“邪”侵入人体。

华佗无疑是免疫学思想的实践者，他的学生吴普桑用这种方法强身，活到九十岁还是耳聪目明，齿发坚固。

第二十五章 风暴核心的微战争

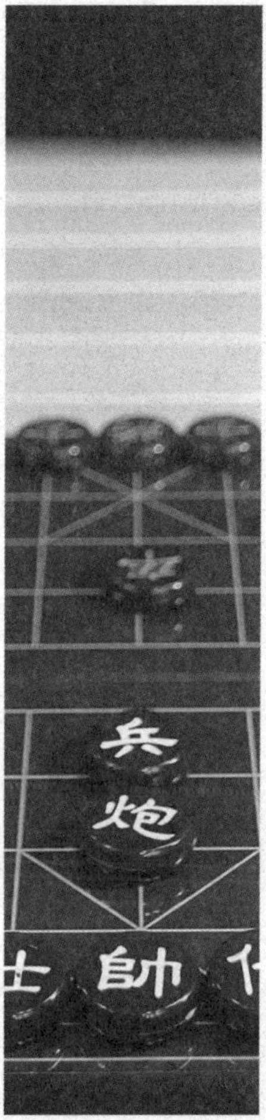

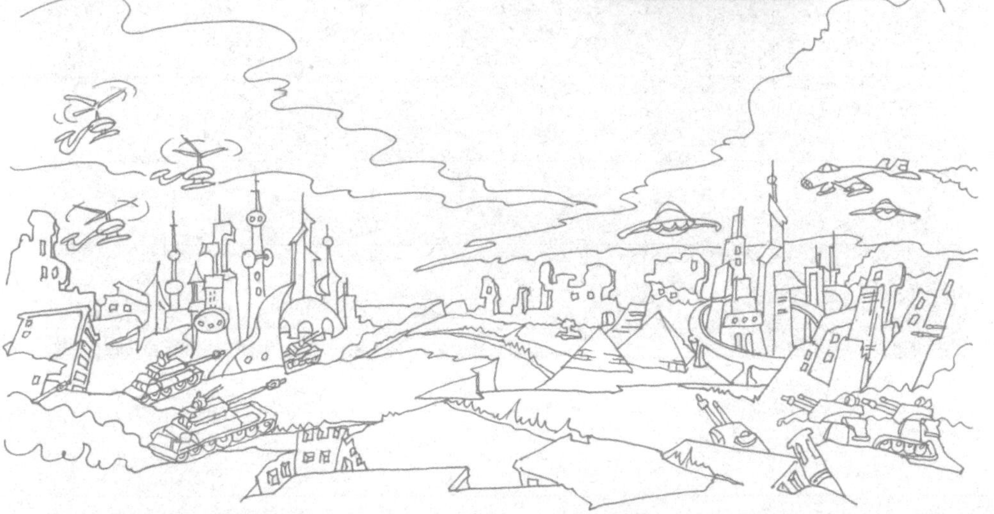

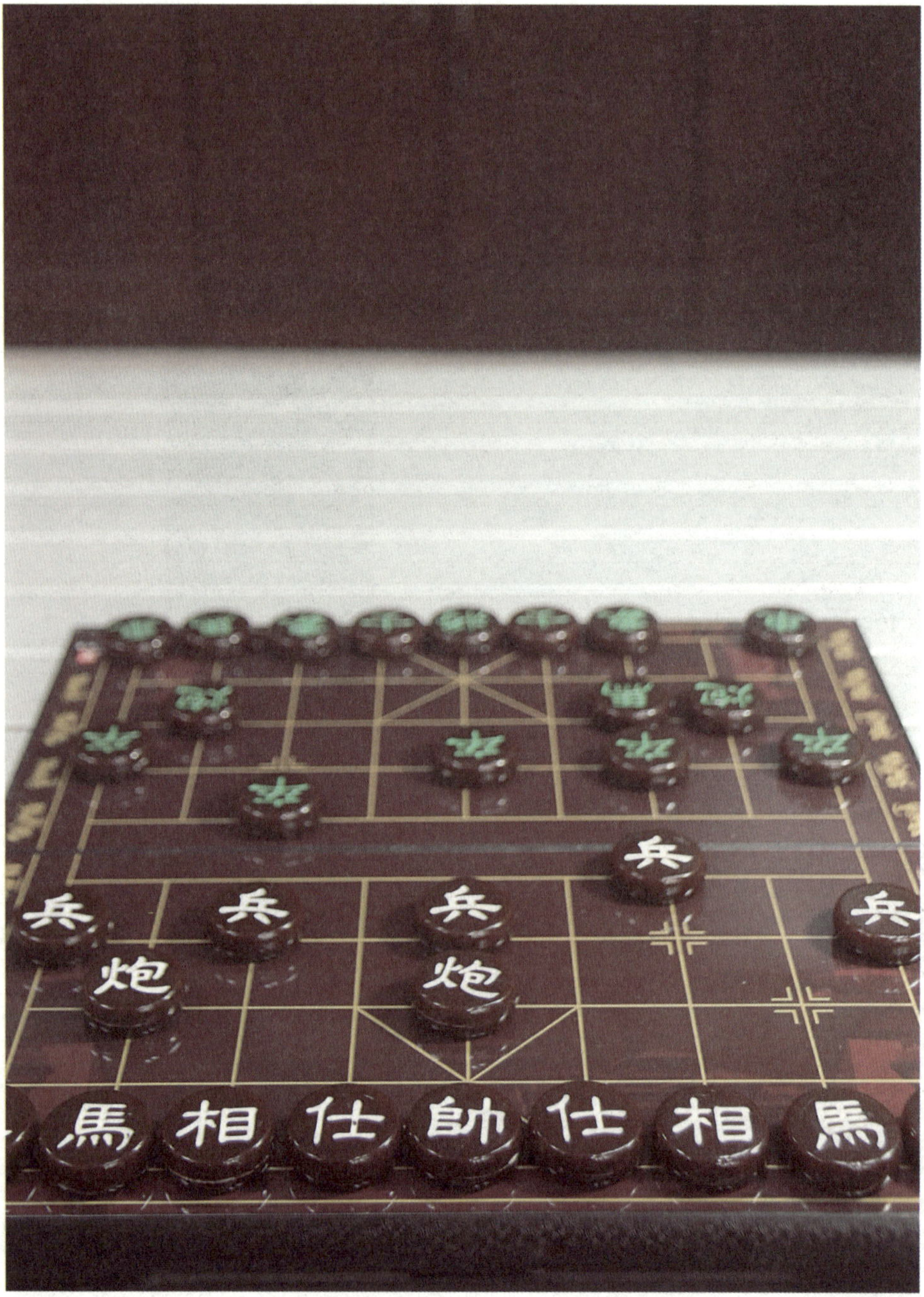
兵
兵
兵
兵
兵
炮
炮
馬
相
仕
帥
仕
相
馬

（一）认识免疫

人们对于免疫系统的认知来自于免疫学的发展。作为一门研究免疫系统的结构与功能的学科，免疫学发源自医学和对疾病免疫的原因的早期研究。直到 18 世纪后，一代代科学家们不断探索，终于揭示了免疫系统的奥秘。

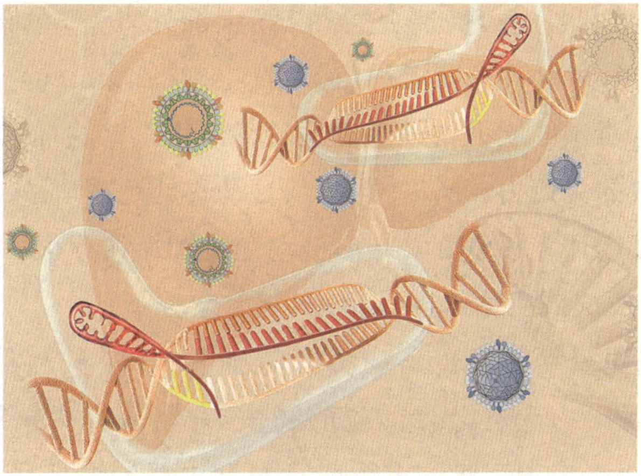

探索生命的奥秘

1. 从微生物到免疫学

爱德华·琴纳在 18 世纪发现挤奶女工在感染牛痘后具有抵抗天花的免疫力后，发明了利用牛痘疫苗来预防天花的方法，随之开创了人工免疫。这可视为免疫学科的建立。

自从牛痘疫苗被琴纳医生发明后，免疫学的发展停滞了将近一个世纪。到 19 世纪末，随着微生物学的不断发展，很多病原微生物相继被发现，从而推动了免疫学的发展。

受到人痘和牛痘的影响，法国免疫学家路易斯·巴斯德通过系统研究，发现用理化和生物学方法能够减低微生物的毒力，并用减毒株制备如炭疽菌苗、狂犬病疫苗等。由其发明的减毒疫苗，不仅为实验免疫学建立了基础，也为疫苗的发展开辟了道路。

尽管早期的经验免疫学来源自微生物学，但前者更深入地研究病原体与宿主间的关系，因此推动免疫学比之前的微生物学更近一步。

2. 复兴的生物免疫学

1891 年，一位名叫埃米尔·阿道夫·冯·贝林(Emil Adolf von Behring)的德国科学家对动物注射白喉脱毒外毒素，在血清中发现一种物质，其能中和白喉外毒素，被称为抗毒素(antitoxin)。

这种中和毒素的能力可以被动地转移给正常动物，使这些动物获得抵抗白喉毒素的免疫力。随后，他用来自动物的免疫血清成功治愈了一名白喉患者。这开辟了免疫学方面被动免疫和血清疗法(serotherapy)的先河，该方法很快被应用于临床治疗。

之后，在免疫动物或传染病患者的血清中，许多人发现有多种能与微生物或其产物产生结合反应的物质，并将其称为抗体，而将引起抗体产生的物质称为抗原。由于二者可发生特异性结合，血清学诊断方法便由此建立以诊断传染病。

随着研究的不断深入，19 世纪末，德国免疫学家保罗·埃尔利希(Paul Ehrlich)和俄国动物学家埃黎耶·埃黎赫·梅契尼可夫(Ilya Ilyich Mechnikov)对抗体免疫机理的认识方面做出了巨大贡献，前者建立了侧链学说以解释抗原-抗体反应的特异性，奠定了人们了解“体液免疫”(humoral immunity)的基础，后者则奠定了“细胞免疫”(cellular immunity)的基础。

作为现代免疫学理论的奠基人，他们二人分别提出的这两大学说，对免疫学产生了重大影响，初步完成了免疫学的理论体系架构，该学科从此成为一门独立的学科。

1957年，克隆选择学说（clonal selection theory）的提出，促进了淋巴细胞研究的大战，并推动了对细胞免疫应答及免疫耐受的分子机制的揭示。1960年，麦克法兰·伯内特（Macfariance Burnet）和彼得·布莱恩·梅达沃（Peter Brian Medawar）发现了“获得性免疫耐受”，这是免疫学从基于抗体的免疫化学转向基于细胞研究的免疫生物学的标志。在此之后，免疫学渐渐进入分子免疫学的层面。

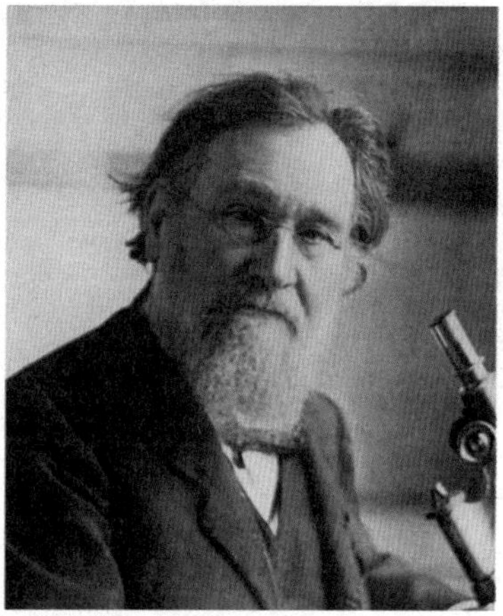

梅契尼可夫

在《免疫学史》一书中，免疫学的发展历程被分为繁荣的细菌学时期、沉寂的化学免疫时期和复兴的生物免疫学三个时期。

（二）细胞免疫和体液免疫

当最初的疫苗被巴斯德等人研制出时，疫苗的作用机理还不被科学家们完全了解。机体对外来病原微生物的抵抗力是如何形成的？机体的免疫系统是怎样构成的？疫苗被注入机体后是怎样发挥作用的？那时的科学家们还难以回答上述问题。科学家保罗·埃尔利希和埃黎耶·埃黎赫·梅契尼可夫的研究为解答上述问题奠定了坚实基础。

梅契尼可夫之前是从事动物学研究的，由于其发表了对当时俄国沙皇政权的不利言论而受到政府的追捕，并于1882年逃至意大利西西里岛。

1883年的某天，在解剖观察一种蛭（即蚂蟥）类动物时，梅契尼可夫发现食物能被这种动物的肠内细胞直接吞噬掉。随后，他又在一些腔肠动物，包括水螅、管水母和水螅水母的胚胎中发现了内部无腔的消化器，并得出以下结论：在动物进化的过程中，最原始的消化器官缺乏明显的腔肠，食物能被其细胞直接吞噬以吸收营养。

之后，在动物消化器官之外，他还找到了可游走的、具有吞噬功能的细胞。通过显微镜观察，他发现这种具有吞噬功能的细胞会“吃”掉那些发生细胞衰老变态的蝌蚪尾部。梅契尼可夫将这种细胞称为“巨噬细胞”（macrophage）。

早在19世纪60年代，在发现微生物是传染病的病原时，巴斯德就认为机体内一定有一种抵抗病原微生物的系统，但他一直未能理清这种系统是什么。梅契尼可夫设想：也许巨噬细胞不但会“吃”人体自身的衰老细胞，还会“吃”外来的病原微生物，如细菌等。

随后这一推断在他对海星和水蚤的观察实验中得到了证实。巨噬细胞与随后发现的淋巴细胞等白细胞及其他组织一道，构成防御系统，“吃掉”外来入侵物，以实现保护机体健康的目的。

整个医学界为梅契尼可夫的吞噬细胞理论所震撼。虽然遭到了许多观念保守的人士的反对与诘难，但巴斯德高度评价了他的发现。1884年，梅契尼可夫经巴斯德推荐担任了巴黎大学的教授和巴斯德研究所的副所长。在此之后，经过进一步研究，梅契尼可夫建立了系统的细胞免疫理论，被称为“细胞免疫之父”。

1889年，德国免疫学家保罗·埃尔利希加入由罗伯特·科赫（Robert Koch）领导的柏林传染病研究所（Berlin National Institute of Infectious Diseases），参与了破伤风和白喉抗毒血清的研制。在此期间，埃尔利希提出，有某种基本的差异存在于各种不同细胞、组织之间，这引起它们对外来的一些物质（如染料或细菌毒素）产生不同的反应。

罗伯特·科赫是德国医生、细菌学家，是世界病原细菌学的奠基人和开拓者。他第一次证明了一种特定的微生物是特定疾病的病原，阐明了特定细菌会引起特定的疾病；在世界上第一次发现了炭疽杆菌（*Bacillus anthraci*）、霍乱弧菌（*Vibrio cholerae*），第一次分离出伤寒杆菌（*Salmonella typhi*）、结核分歧杆菌（*Mycobacterium tuberculosis*）等；发明了用固体培养基的细菌纯培养法，制定了经典的科赫法则。

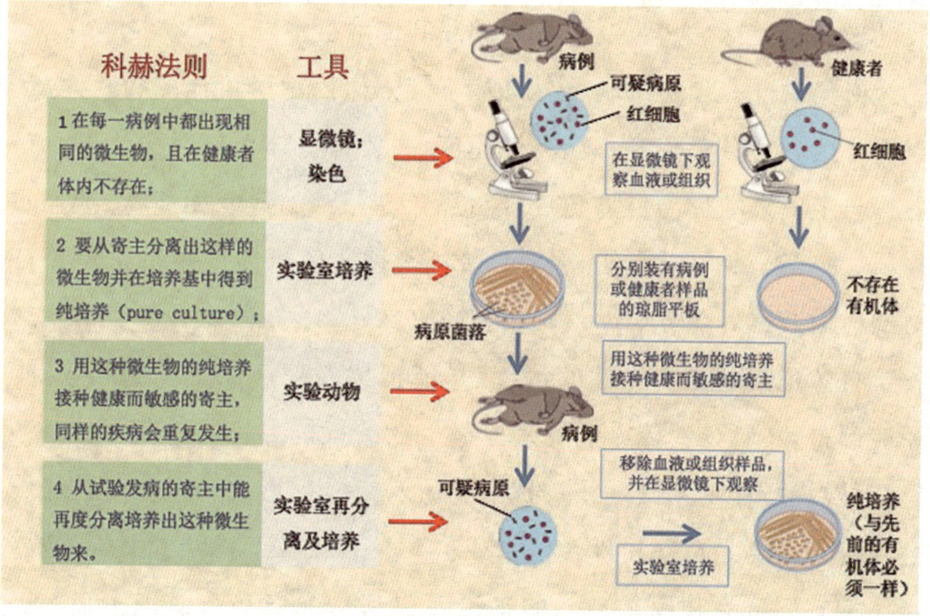

科赫法则

1897 年，埃尔利希提出了著名的“侧链学说”。他认为，抗体和抗原二者能够如同“钥匙和锁”：抗原（如进入人体的细菌、病毒、蛋白质毒素、异种动物血清等）具有结合基或“侧链”，被其称为“结合簇”；作为机体细胞在抗原物质的刺激下所产生的具有特异性免疫功能的物质，抗体同样具有侧链或结合簇。

受制于自身化学性质的差异，抗体只能结合特定抗原物质的结合簇。与抗原结合后，抗体可通过吞噬、排泄作用而将抗原清除，或使其丧失致病作用。受抗原激发所产生的抗体中，一部分直接与前者结合；另一部分则留在体内，并通过血液及体液循环系统遍布全身，从而保护其他组织细胞不被新进入机体的特定抗原物质所侵害。

由于他是首个建立起抗体理论和运用化学反应解释免疫过程的人，埃尔利希被称为“免疫化学之父”和“体液免疫之父”。

梅契尼可夫和埃尔利希分别从不同方面揭示了机体的免疫系统。免疫可被分为自然免疫和获得性免疫，主要指机体对病原生物的抵抗力。与生俱来的称为自然免疫，经过后天感染（病愈或无症状）或通过疫苗、类毒素、免疫球蛋白等人工预防接种而使机体产生抵抗感染能力的称为获得性免疫。

自然免疫是非特异性的，也就是能抵抗多种病原生物的侵害；但一般而言，其对导致传染病的病原微生物的抵抗力较弱。获得性一般是特异性的，在受到微生物等抗原物质刺激之后形成。机体对传染病的免疫力主要来自获得性免疫。

梅契尼可夫和埃尔利希的理论不仅帮助人们初步认识了免疫系统，而且科学地解释了疫苗会产生免疫作用的原因。疫苗也是一种类似于某种细菌或病毒的抗原物质，其进入人体后能够促使人体产生特定的抗体，并产生对特定的细菌或病毒的抵抗力；但其没有毒性或毒性较弱，不会引发传染病。

巴斯德制备的狂犬疫苗等是通过人工多次传代和干燥等方法，使病毒侵染力减弱，获得减毒疫苗；在研制天花疫苗时，琴纳则是采用从自然界筛选的自然弱毒株，因病毒本身对人致病力较弱，同样可以制备弱毒疫苗。

虽然在琴纳和巴斯德的时代，他们并不清楚疫苗能预防疾病的本质原因，但他们通过细致的观察和耐心的实验，为人类健康做出了巨大贡献。

（三）免疫学和诺贝尔奖的百年渊源

100 多年前，瑞典（Sweden）化学家阿尔弗雷德·伯纳德·诺贝尔（Alfred Bernhard Noberl）深知探索生命科学的奥秘对人类自身发展的重要意义；他更明白，将研究成果应用到医疗实践中才是最终目的，这也许是诺贝尔当年设立“生理学或医学奖”的初衷。在生命科学领域实现理论突破，并将研究成果广泛应用于医疗实践中，始终是诺贝尔生理学或医学奖评选的重要标准之一。

截至 2011 年，在免疫学研究领域内获得的诺贝尔奖已达 17 次。作为一个形成时间不长的学科能够数次获得殊荣，主要在于其在生命科学理论上实现的突破及在临床应用上累计的卓越功绩。

免疫学的研究成果如疫苗、移植、免疫耐受等可直接用于诊疗和预防疾病，而其对抗原、抗体和免疫应答过程的研究也直接推动了现代生物技术药物产业的诞生。

1901 年，因其发现了“抗毒素”以及在用动物血清治疗白喉患者方面取得了巨大成功，德国科学家贝林被授予第一个诺贝尔生理学或医学奖。那时的“抗毒素”是如今免疫学上“抗体”概念的雏形。

鉴于埃尔利希和梅契尼可夫在机体免疫系统研究方面取得的巨

大成就，在 1908 年，二人共同荣获诺贝尔生理学或医学奖。由其提出的体液、细胞免疫学说形成了免疫学科的理论架构。

针对自身耐受的问题，伯内特和梅达沃提出并证明了胚胎期形成免疫耐受的概念，因此，二人于 1960 年被授予诺贝尔奖。

这一成果奠定了于 1990 年摘取诺贝尔奖的，器官移植中用使用“诱导耐受”抗移植排斥研究成果的基础。

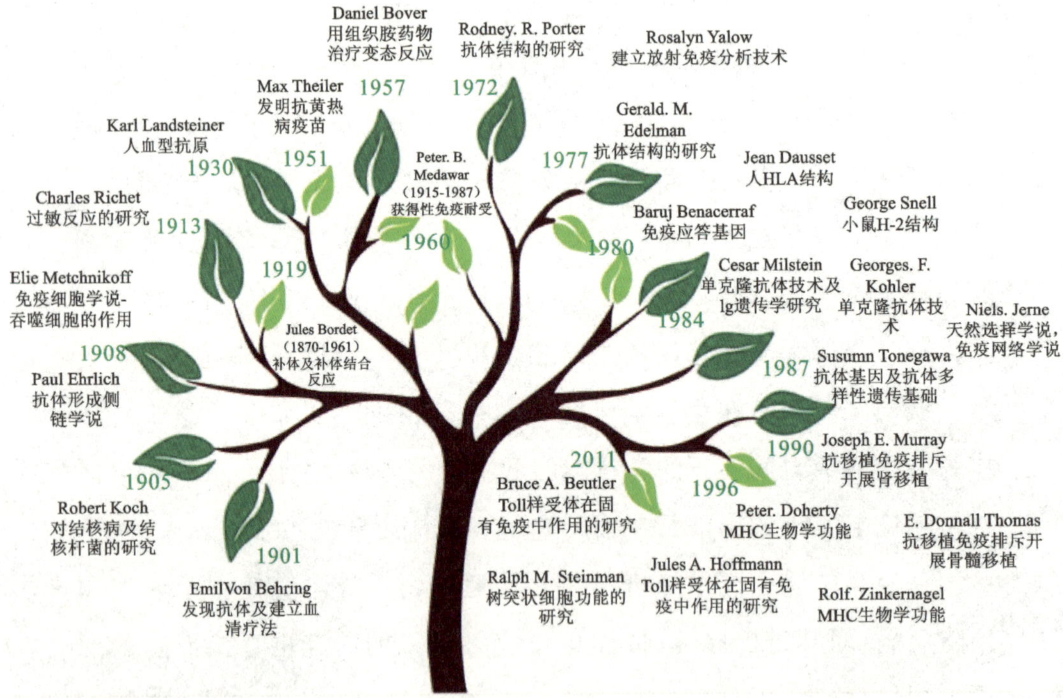

一百年来免疫学领域获诺贝尔生理学或医学奖的研究成果

第二十六章 基因科技荣耀之役

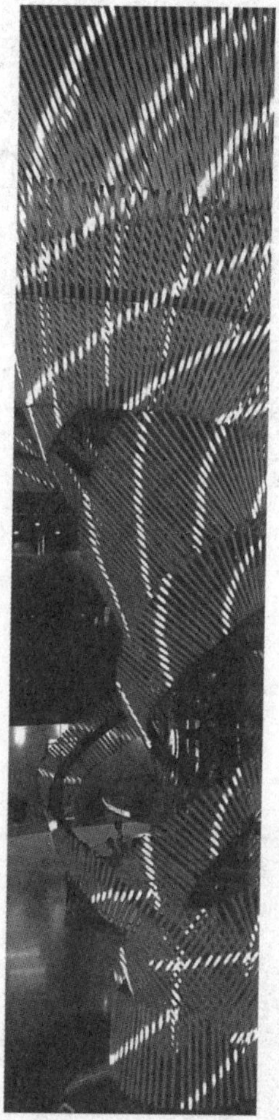

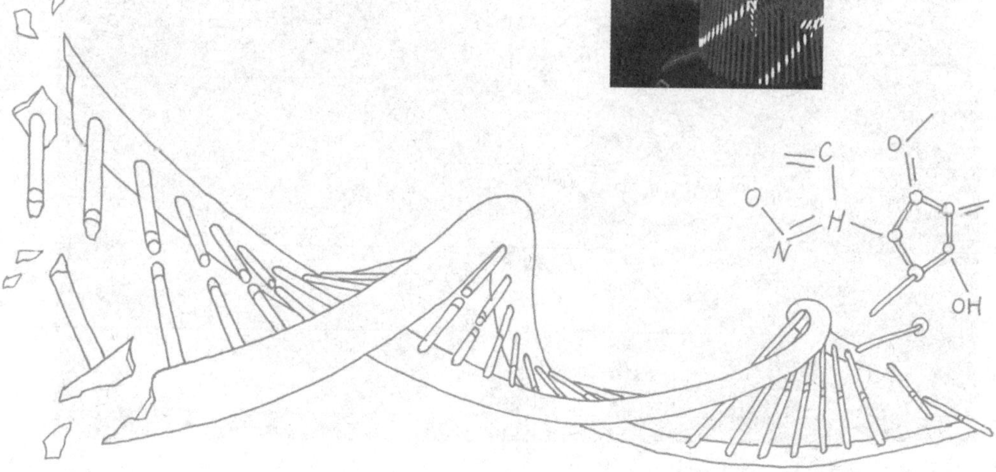

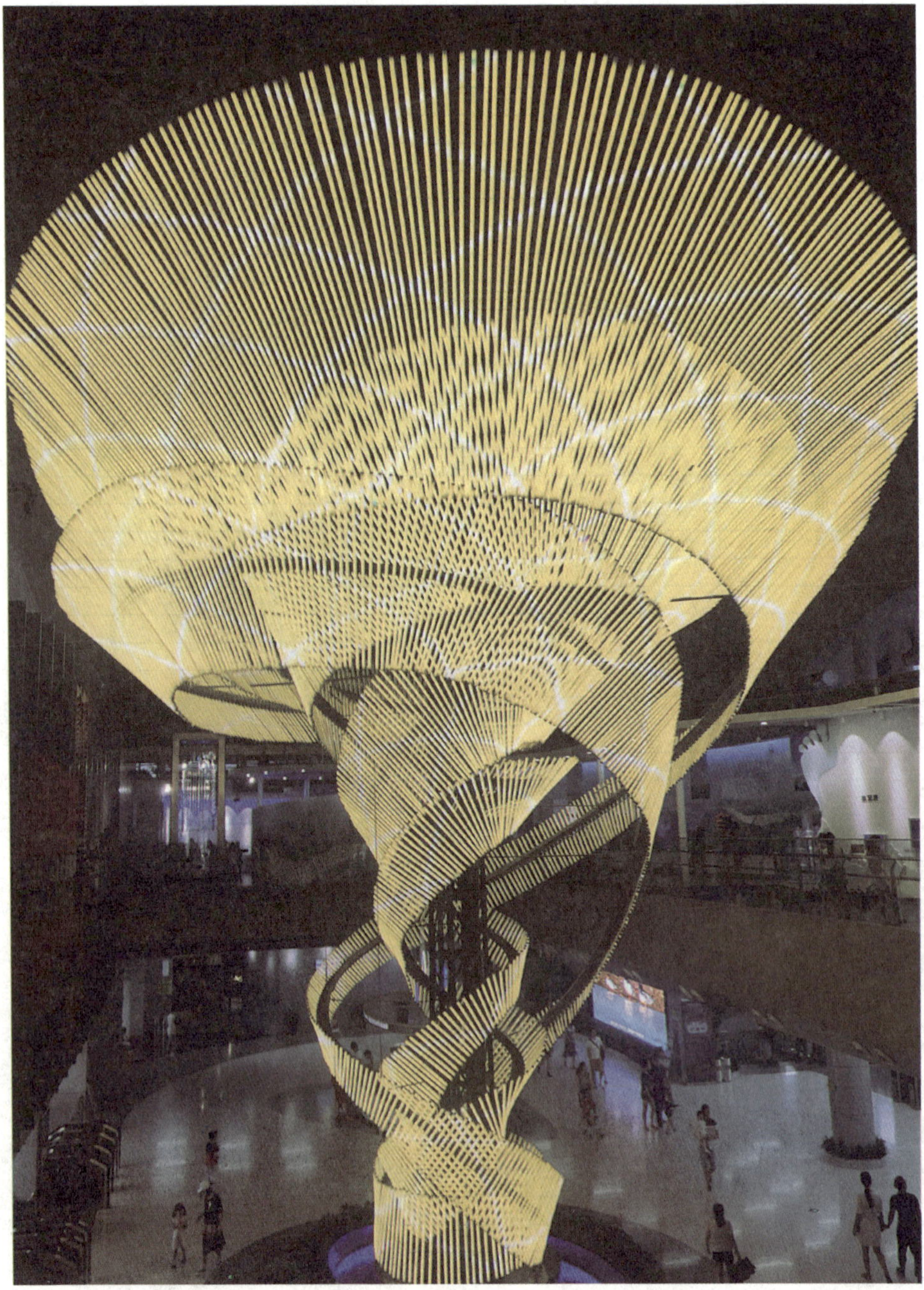

2003 年 4 月 14 日，生命科学领域的一个新的重要里程碑诞生了，"人类基因组计划"(human genome project，HGP)的完成标志着后基因组时代的正式到来。

疫苗的制备也从传统手段逐渐转变为基因工程技术。作为分子生物技术发展的新兴产物，基因工程疫苗避免了传统疫苗的生产成本高、免疫途径局限、安全性较低等缺点，成为动物疫苗发展的新方向。

传统的疫苗研制方法主要有两种：其一，将病原体进行大量培养、灭活，再辅以佐剂，以此方法研制而成的疫苗被称为灭活疫苗，如流行性感冒疫苗；其二，将病原体于体外反复传代，弱化其致病性，但对其免疫原性予以保留，以此方法研制而成的疫苗被称为减毒活疫苗(attenuated live vaccine)，如巴斯德研制的狂犬病疫苗。此外，从自然界筛选的自然弱毒株，亦可制备弱毒疫苗，如琴纳制备的天花疫苗。

基因工程疫苗(genetic engineering vaccine)则采用现代生物技术，分离出病毒的保护性抗原基因，通过转基因技术进入酵母菌等"工程细菌"(engineering bacteria)体内，让它们代为生产该病原的保护性抗原，再用其制成疫苗；或者删掉病毒的毒力相关基因，使其成为不带毒力相关基因的基因缺失苗。比如，基因工程乙型肝炎疫苗就是将乙型肝炎表面抗原基因克隆到酵母菌中大量表达抗原研制而成。

(一) 人类基因组计划

1985 年，人类基因组计划由美国的科学家率先提出，并于 5 年后正式启动。美国、英国、法国、德国、日本和我国的科学家一同参与了这一预算高达 30 亿美元的计划。

该计划的宗旨在于绘制人类基因组的图谱，以实现破译人类遗传信息的最终目的。这一过程就如同以步行的方式勾勒出从北京到上海的路线图，并注明沿途的每一处风景。尽管时间缓慢，但十分精确。

与曼哈顿计划和阿波罗计划一起，人类基因组计划作为三大科学计划之一，被誉为生命科学的“登月计划”。

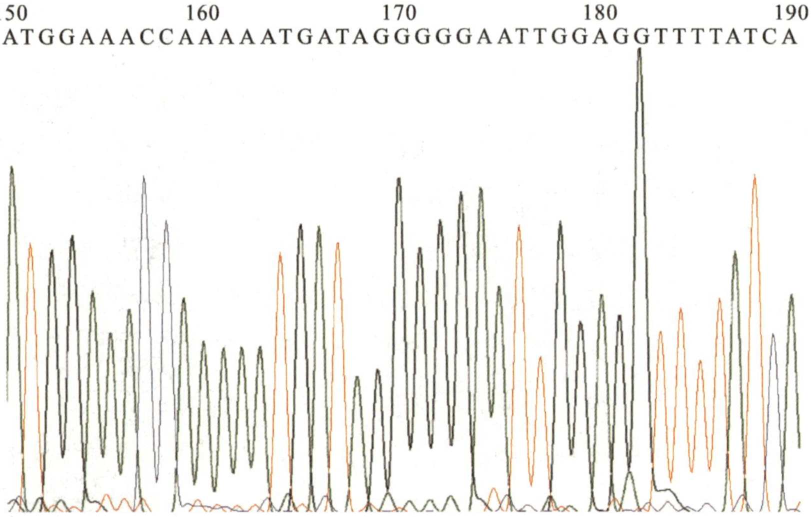

DNA 测序图

自 2003 年人类基因组完成图发布后，英美科学家在 2006 年 5 月 18 日宣布完成了人类 1 号染色体的基因测序图，这表明已经完成人类最大和最后一个染色体的测序工作，历时 16 年的人类基因组计划终于结束。该计划测定了人类基因组 DNA 中 30 亿个碱基对的核苷酸序列，已完成的序列图覆盖人类基因组所含基因区域的 99%，精确率达到 99.99%。

人类基因组计划意义深远，人类基因组的破译和解读有助于破解人类疾病和生老病死之谜，为疾病的早期预防、诊断和治疗奠定坚实基础，解决人类健康问题。

人类基因组计划的实施，逐步揭示了生命的本质，增进人类对生物进化、人类发展和未来的认识，极大地促进了药物与疫苗的开发和上市，带动了诊断与检测产品及方法的研究开发，促进了预测及预防医学的发展。

（二）卡介苗漫长之路

在“预防接种时间及纪录表”中，卡介苗（bacillus Calmette-Guérin，vaccine，BCG）预防接种名列首位。婴儿出生后首先要接受的预防接种就是卡介苗，其可用以预防结核病，它是通过活的无毒牛型结核杆菌（*Mycobacterium bovis*）而制成的。

卡介苗的研制经历了漫长的实验过程。1907 年，法国细菌学家卡尔梅特（Leon Calmette）和介兰（Camile Guérin）开始合作，采用类似巴斯德的方法，用经过减毒弱性的活细菌研制结核病疫苗。二人将一株从患结核病牛的乳汁内分离出来的致病力十分强大的结核杆菌，培养在含有牛胆汁的马铃薯培养基中，每隔三周移种一次。

在此过程中，为了确定细菌毒性的减弱程度，他们用动物进行了 200 多次试验，确保动物不会因接种活菌而感染结核病。培育到第 230 代终于获得了被成功驯服的结核杆菌，该菌的毒力被大大减弱，动物对结核病产生了免疫力。实现了二人的愿望，制成安全、可靠的减毒活结核菌苗，此时距他们开始此项研究已过去了整整 13 年。

减毒活结核杆菌疫苗于 1921 年第一次被应用于人类，并被证明有效。为了纪念卡尔梅特和介兰的贡献，该疫苗以二者的名字命名为“卡介苗”。

（三）现代疫苗的曙光

乙型病毒性肝炎是由乙型肝炎病毒（hepatitis B virus，HBV）引起的具有致死性的肝脏感染。作为一个严峻的全球卫生问题，乙型肝炎病毒可引发慢性肝病和慢性感染，病人因肝硬化和肝癌而死亡的几率

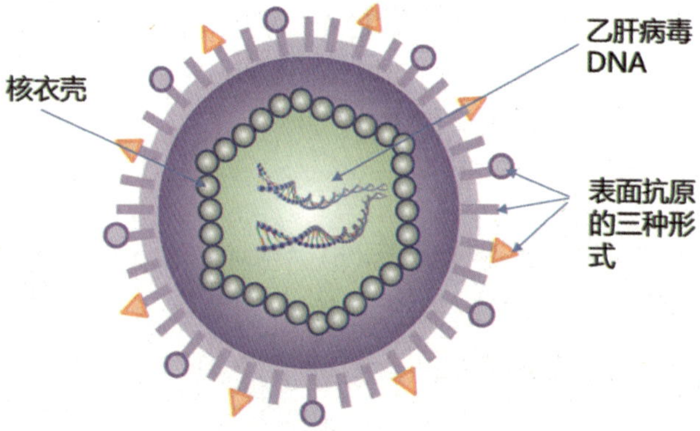

乙型肝炎病毒

很高。

据世界卫生组织统计，目前全世界有 2.4 亿多人患有慢性（长期）肝脏感染疾病，每年约有 78 万人因急性或慢性乙型肝炎而死亡。

当前，乙型肝炎在我国也是传播最广泛、危害性极高的传染性疾病。据统计，截至 2015 年 7 月 28 日，中国约有9 000万乙型肝炎病毒感染者。武汉市 2013 年公布的数据显示，全市 1 000 万人群乙型肝炎表面抗原携带率为 5.65%，即有约 56.5 万乙型肝炎病毒感染者。

1963 年，在两名多次接受输血治疗的病人血清中，巴鲁克 · 布伦博格（Baruch Blumberg）和哈维 · 艾特（Harvey Alter）首次发现一种异常的抗原，其能与一名澳大利亚土著人的血清起沉淀反应。他们将这种新发现的抗原称为澳大利亚抗原 Aa，后改称 HBsAg，即乙型肝炎表面抗原。

直到 1967 年，这种抗原才被明确与乙型肝炎有关。1970 年伦敦米德尔塞克斯（Middlesex）医院的戴恩（D. S. Dane）用电子显微镜观察到乙型肝炎病毒颗粒的形态，乙型肝炎的神秘面纱从而被揭开。乙型肝炎病毒会造成人体肝脏炎性病变，并损害人体多器官。为了征服这种疾病，医学家们开展了各种研究、防治工作。

1971 年，乙型肝炎疫苗的研制工作开始了。最早获得批准生产的乙型肝炎疫苗采用无症状乙型肝炎表面抗原（HBsAg）携带者的血浆，并经过分离和浓缩，提纯其中的表面抗原。其基本原理是，在乙型

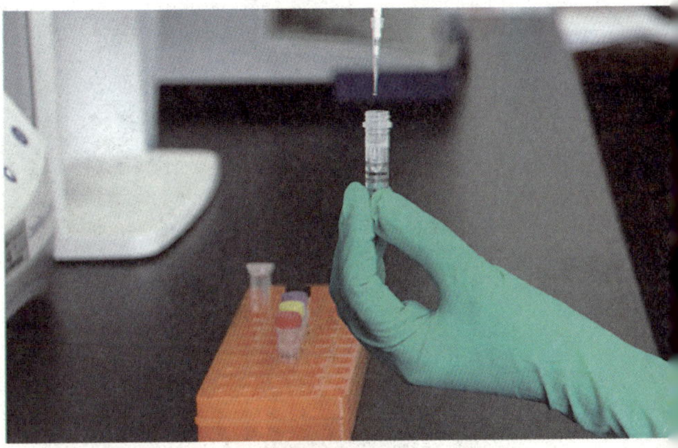

疫苗研制

肝炎表面抗原血浆内加入氯化钙($CaCl_2$)，离心后除去纤维蛋白等杂质；然后将乙型肝炎表面抗原粗提物放入用氯化铯(CsCl)或溴化钾(KBr)配制成的不同浓度梯度液中，离心使乙型肝炎表面抗原和球蛋白等不同颗粒分配某些特定位置上，形成不同梯度区带加以分离。由于其源自人的血浆，因此被称为“血源性疫苗”(blood-borne vaccine)，这是第一代乙型肝炎疫苗(Heptavax)。

（四）大医精诚：中国第一代血源性乙型肝炎疫苗

在“改革开放30年十大科技进步”的评选中，作为唯一入选的来自医学领域的科技成果，乙型肝炎疫苗排名第三位，仅次于神舟飞船和杂交水稻。

对广大中国百姓而言，“乙肝疫苗”的诞生是一个特大喜讯，其成功阻断了该疾病在人群中的扩散。但人们或许不知道，我国第一支乙型肝炎疫苗是在研制者身上试验成功的。

北京大学人民医院教授、全国劳动模范、北京大学肝病研究所创始人和名誉所长陶其敏，就是首个打响乙型肝炎阻击战的人。

早在20世纪70年代，陶教授便吹响了我国防治乙型肝炎的号角。受制于当时的设备和条件，疫苗研制道路困难重重。陶教授带领研究组同事努力克服阻碍，在6 m^2 的无菌室内拼搏。1975年7月1日，终于研制成功了我国第一代血源性“乙型肝炎疫苗”，并将其命名为“7571疫苗”。

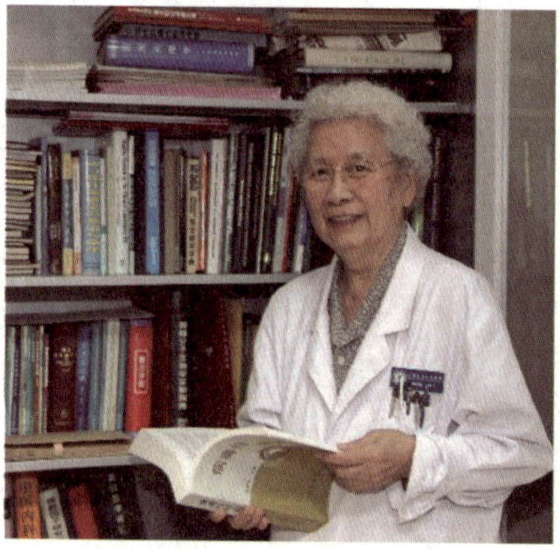

陶其敏教授

为了检验疫苗的有效性，首先通常使用动物来试验敏感性和安全性。能被乙型肝炎病毒感染的动物只有高级灵长类动物中的大猩猩，然而当时的中国缺乏用大猩猩开展实验的条件。面对这一情况，陶教授捋起袖管说："我来试吧"。

中国的首支乙型肝炎疫苗的试验，是从注射于首个研制它的人的体内开始的。所幸的是，在进行疫苗注射约三个月后，陶教授的体内产生了抗体。随后，很多同事也积极地参加到疫苗试验中，结果显示大部分的健康人群在接受疫苗注射后都会产生抗体。

经批准后，陶教授针对疫苗又进行了五次较大改革，并分别在北京、江苏启东县和广西南宁地区进行了小规模人群疫苗注射观察。试验人群抗体阳转率达92.3%，这一试验开了我国使用疫苗进行乙型肝炎预防的先河。

研究血源性疫苗获得成功之后，为了促进大规模生产并推广乙型肝炎疫苗，陶其敏教授将接下来的工作交给了从事基因工程工作的研究机构。

血源性乙型肝炎疫苗拥有良好的免疫源性，但生产中需使用从乙型肝炎患者的血浆里所提取的微粒，许多医生和患者都质疑血浆制品的安全性，因为乙型肝炎的高发人群同时也是其他疾病的高发人群。受制于有限的来源、昂贵的价格和安全性等问题，乙型肝炎疫苗研制工作眼见就要失败，新兴的基因重组技术让其重现曙光。

（五）技术革命：新型基因工程研制乙型肝炎疫苗

自琴纳于1798年发明可用于预防天花的牛痘疫苗以来，全部的病毒疫苗均是经过人工减毒或灭活等传统方法，将细菌、病毒等病原微生物及其代谢产物制成用于预防传染病的主动免疫制剂。基因重组技术（亦称DNA重组技术）给疫苗的研发提供了一条全新的途径，可以使其不含有任何病原微生物及其提取物。

1979年，旧金山加州大学的（University of California, San Francisco）William Rutter实验室用现代分子克隆（molecular cloning）方法，获得乙型肝炎表面抗原的基因；1981年，他们将人的乙型肝炎表面抗原转到大肠杆菌中大量生产乙型肝炎表面抗原；1982年，他们成功将乙型肝炎表面抗原转到酵母细胞中表达，并获得病毒样颗粒（virus-like particles，VLPs，是含有某种病毒的一个或多个结构蛋白的空心颗粒，在形态上与真正病毒粒子相同或相似，但没有病毒核酸，不能自主复制）。

他们申请专利后与默克（Merck）公司合作，于1984年成功用酵母表达的乙型肝炎表面抗原作为疫苗，获得保护性的免疫作用，在猩猩中证明疫苗可以预防乙型肝炎病毒侵染。1986年，美国默克公司获美国食品与药物管理局批准采用酵母生产此类用基因工程制成的乙型肝炎疫苗，被称为第二代乙型肝炎疫苗。

相比血源性疫苗，基因工程乙型肝炎疫苗的优点在于生产工艺实现了自动化，因此价格便宜，容易研制且可大规模生产，质量控制也更严格。基因工程乙型肝炎疫苗的生产过程中不含任何血液成分，因此其使用起来也更安全，注射后无严重的副作用，而且和血源性疫苗拥有一样甚至更好的免疫源性，如今已逐渐代替血源性疫苗，是目前为止基因工程最成功的例子。基因工程乙型肝炎疫苗的成功制备为其他疫苗的研发开辟了新思路和新方法。

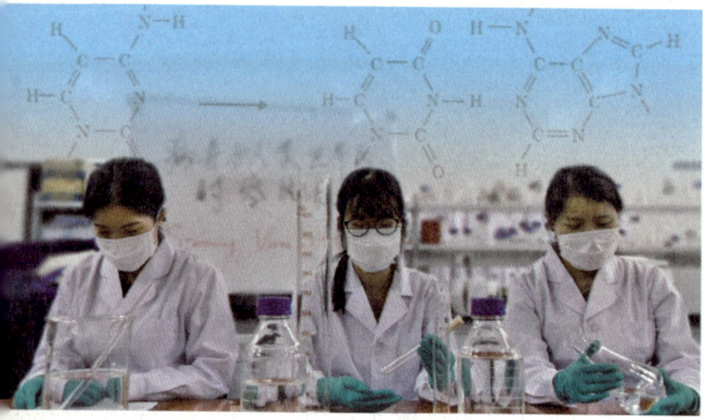

现代生物技术

康泰生物公司最初的成立目的是作为卫生部引进国外先进技术的平台。原华盛顿大学教授、当时默克公司的总裁 Roy Vagelos 决定将一条生产线送给中国并培训中国技术人员。康泰生物公司从默克公司引进了“基因工程乙型肝炎疫苗(酵母重组)”生产技术,1995 年,重组乙型肝炎疫苗获生产许可证,并正式投产。国产基因工程乙型肝炎疫苗正式诞生,是第一种由中国正式批准并投放市场的高技术疫苗。

1997 年该疫苗产量达到了 4 000 万支,占领了 60%的国内市场。自 1996 年卫生部宣布在三年内逐步用基因重组乙型肝炎疫苗取代血源性疫苗后,重组乙型肝炎疫苗市场地位日益牢固,近年来年销售约 6 000 万支。

2005 年 9 月 13 日,利用我国自主知识产权的基因重组技术研制生产的新一代基因重组乙型肝炎疫苗——“汉逊瑞安”取得了药品批准文号,通过了药品生产质量管理规范(GMP)认证,并正式上市。这标志着我国基因工程疫苗研制技术和疫苗产业化规模生产技术向国际水平又迈进了一大步,科技水平在研发和实践中进一步得以提升。

中国梦·科技梦

马克思说："科学绝不是一种自私自利的享乐，有幸能够致力于科学研究的人，首先应该拿自己的学识为人类服务。"党的第十八次全国代表大会召开以来，"实现中华民族伟大复兴，就是中华民族近代以来最伟大梦想"的"中国梦"，成为各项工作的指导思想。面向世界科技前沿、面向国家重大需求、面向国民经济主战场，越来越丰富着科技发展的内涵。科学技术作为社会生产力发展的重要动力源，科技兴则民族兴，科技强则国家强。

穿越浩瀚世纪长河，人类从披荆斩棘改造天地洪荒的征服之海，到探索自然世界而创造璀璨光辉的文明之城，终于揭开了"病毒与人类"神秘的微观世界：第一次发现了植物世界的基础本源"细胞"，第一次认识到显微镜下复制繁殖的"细菌"，第一次证实了电子探视的生命物质"病毒"。科学的目的是追求真理，科学精神是科学家们在科学探索之中或之外所表现出来的人生观和价值观，它的本质就是实事求是的精神。

"路漫漫其修远兮"，回顾文明历史，人类从攻克天花病毒和狂犬病病毒的疫苗发起了生命科技的伟大的保卫战役，揭示病毒本质的"过滤性病原""电镜下的病毒""RNA侵染性""逆转录病毒"陆续被发现，科技防治病毒的"疫苗队长""干扰素侠""抗血清巨人""抑制剂特工"不断被研制，成为人类健康微观世界的"复仇者联盟"，展示了科学技术战胜疾病的伟大力量，展现了科学家在追求真理过程中时代呼唤的科学精神。

“天行健，君子以自强不息；地势坤，君子以厚德载物”。科学传播不仅仅是传播科学知识、科学发现和科学成果，其灵魂是传播实事求是的科学精神。科学精神是人类科技创新不朽的旋律，革命先烈曾秉承此信念建设了新中国；在中华民族伟大复兴使命的召唤下，需要老一辈的科学家、年轻的科技工作者以及全国人民，用实事求是的精神共同去实现强国、富国和大国崛起的“中国梦·科技梦”。